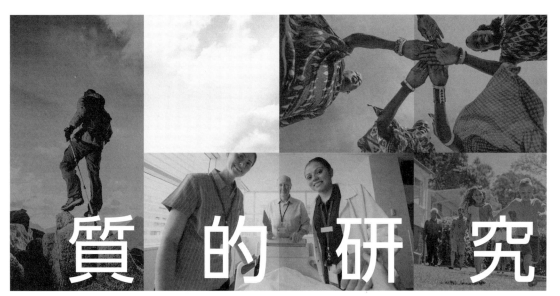

質的研究
Step by Step
すぐれた論文作成をめざして

第2版

波平恵美子
お茶の水女子大学名誉教授

医学書院

著者紹介　波平 恵美子　*Emiko Namihira*

1942年福岡県北九州市生まれ．1965年九州大学教育学部卒業，1973年同大学大学院教育学研究科博士課程単位取得満期退学，1968～1971年米国テキサス大学大学院人類学研究科留学，1977年同Ph.D取得．1976年佐賀大学助教授，1980年九州芸術工科大学（現・九州大学芸術工学部）助教授，1988年同教授，1998年お茶の水女子大学教授，2000年同ジェンダー研究センター長（併任），2006年同名誉教授．日本民族学会（現・日本文化人類学会）第19期会長．文化人類学の枠にとどまらない知的探究を続け，日本民俗学における「ハレ・ケ・ケガレ」の三項対置の概念の提唱者として，またわが国における医療人類学の樹立・普及者として知られるなど，幅広い業績がある．2011年第6回日本文化人類学会賞．

主著に『病気と治療の文化人類学』（海鳴社，1984），『脳死・臓器移植・がん告知―死と医療の人類学』（福武書店，1988），『病むことの文化―医療人類学のフロンティア』（海鳴社，1990），『病と死の文化―現代医療の人類学』（朝日新聞社，1990），『医療人類学入門』（朝日新聞社，1994），『いのちの文化人類学』（新潮社，1996），『生きる力をさがす旅―子ども世界の文化人類学』（出窓社，2001），『日本人の死のかたち―伝統儀礼から靖国まで』（朝日新聞社，2004），『からだの文化人類学』（大修館書店，2005），『いのちってなんだろう―10歳からの生きる力をさがす旅』（出窓社，2007），『ケガレ』（講談社学術文庫，2009），共著に『質的研究の方法―いのちの"現場"を読みとく』（小田博志，春秋社，2010），編集に『系統看護学講座基礎分野　文化人類学』第3版（医学書院，2011），共編に『暮らしの中の民俗学 1, 2, 3』（新谷尚紀ら，吉川弘文館，2003）など多数ある．

趣味は庭いじり，もっかの関心は，子どもの未来．

質的研究 Step by Step―すぐれた論文作成をめざして

発　行　2005年12月 1 日　第1版第1刷
　　　　2009年 5 月15日　第1版第3刷
　　　　2016年12月 1 日　第2版第1刷©
　　　　2021年 7 月 1 日　第2版第4刷
著　者　波平恵美子
　　　　なみひらえみこ
発行者　株式会社　医学書院
　　　　代表取締役　金原　俊
　　　　〒113-8719　東京都文京区本郷 1-28-23
　　　　電話　03-3817-5600（社内案内）
印刷・製本　永和印刷

本書の複製権・翻訳権・上映権・譲渡権・貸与権・公衆送信権（送信可能化権を含む）は株式会社医学書院が保有します．

ISBN978-4-260-02832-5

本書を無断で複製する行為（複写，スキャン，デジタルデータ化など）は，「私的使用のための複製」など著作権法上の限られた例外を除き禁じられています．大学，病院，診療所，企業などにおいて，業務上使用する目的（診療，研究活動を含む）で上記の行為を行うことは，その使用範囲が内部的であっても，私的使用には該当せず，違法です．また私的使用に該当する場合であっても，代行業者等の第三者に依頼して上記の行為を行うことは違法となります．

|JCOPY|〈出版者著作権管理機構　委託出版物〉
本書の無断複製は著作権法上での例外を除き禁じられています．複製される場合は，そのつど事前に，出版者著作権管理機構（電話 03-5244-5088，FAX 03-5244-5089，info@jcopy.or.jp）の許諾を得てください．

はじめに

　本書は2005年に著した『質的研究Step by Step』の第2版である。初版からの10年間に，質的研究は広くその重要性が認められるようになり，多くの分野で優れた研究が発表され，また，工夫を凝らしたテキストも刊行された。この動向を受けて，本書は初版のテキストとしての基本を受け継ぎながら内容と構成を変えて，全面的に書き下ろしたものである。
　本書の特徴は以下のとおりである。

- 質的研究とはどのような知的営為であるかを示す第1章で，質的研究と現象学的思考との関係を述べた後，さらに，各章でも繰り返し事例や表現を変えながら説明している。それは，質的研究の一部だけが「解釈学的現象学」を標榜しているが，質的研究そのものが現象学的思考と底流で結びついていると考えるからである。

- 質的研究に向けられる疑問や批判がなぜ生じるかを明らかにしたうえで，それへの対応策を記した。その際，質的研究に長年にわたり方法と概念そして理論を提供してきた文化人類学を参照している。

- 大学院レベルの研究者が出会うことの多い，質的研究を遂行するうえでのさまざまな問題や困難を**各段階（STEP）**ごとに示しその対応策を示した。その際，「なぜそうしなければならないか」について説明している。

- 研究の取り掛かりから論文審査までの各段階で越えなければならない作業の詳細について，各章ごとに事例を挙げて具体的に示しただけではなく，さまざまな側面から複数回，重層的に記した。その方法の1つが，第5章における指導教員と大学院生との間に交わされた4回の面接での会話である。指導を受ける学生の研究上の成熟度を見極めながら，指導内容のレベルを上げていく方法を示している。**質的研究の指導を始めたばかりの教員**の方々が参考にしてくだされば，著者として，望外の喜びである。

- 多様な研究方法を含む質的研究の中で，集中的に示したのはエスノグラフィーである。それは，エスノグラフィーが参与観察，インタビュー，文書調査など，多様な方法を含むからである。

- ナラティブ研究を含む口頭資料の調査と分析についてはその概要を示し，どのような研究テーマにどのような調査が適しているか，具体例とともに記している。なお，健康科学の分野での質的研究においてわが国で主流であるグラウンデッド・セオリー（GT）について述べていないのは，すでに数多くの優れたテキストが刊行されているからである。

- 巻末に，テーマ別に詳細な「文献解題─質的研究者のためのブックガイド」を付している。それは，本文で述べるとテキストとしての道筋が見えにくくなるので省かざるを得なかった重要な解説を，項目を分けた形で述べるためである。

　質的研究の重要性への認識の高まりの背後には，2011年に起きた東日本大地震と大津波，それに伴って引き起こされた福島原発の事故があると筆者は考えている。この災害は，日本に住むすべての人々に，自分が生きている世界，生かされている世界（生活世界）についてあらためて考えさせる，痛みを伴う経験を与えている。津波によって多くの命が消失していく瞬間，生きてきた世界が崩壊してゆく瞬間を，繰り返し流された映像で，あたかもリアルタイムであるかのように見ることになった人は，日常の生活を続けながらも，それ以前と同じ眼で世界を見ることはできない。被害を受けた人々，現在もその被害の影響を直接受けている人々と自分との関係を意識のどこかで測りながら生活せざるを得ないからである。

　質的研究は，研究分野は何であれ，質的研究を始める前と後では研究対象はもちろん自分の生活世界を見る目に変化が生じていることに気づくことになる。研究を進める中でそれは大きな楽しみともなる。本書がその入り口となることを筆者として願う。

　　　2016年10月

　　　　　　　　　　　　　　　　　　　　　　　　　　　　　　　　波平恵美子

目 次

はじめに　iii

第1章　質的研究をはじめるにあたって　……… 1

STEP 1　質的研究の概要を知ろう ── 2

1. 展望―質的研究の多様性と超えるべき問題　2
2. 質的研究と「哲学」との関係をおさえる　3
3. 現象学的立場と質的研究　4
4. 一般的世界と研究的世界との乖離―質的研究のおかれる立場　7
5. 評価における問題点―妥当性・一般可能性・信頼性　8
6. 思想としての質的研究　9
7. 問題意識の十分な検討の必要性　10
8. 文化人類学と質的研究との関係　10

LECTURE　「エスノグラフィー的体験」とエスノグラフィーの作成　11

STEP 2　質的研究の方法と研究手順 ── 12

1. 質的研究の方法の多様性　12
2. 研究方法の組み合わせ―トライアンギュレーション　13
3. 研究方法の選択とその習得　14
4. 研究手順　14

STEP 3　今後の質的研究と量的研究との関係 ── 17

1. 互いの研究成果を参照しあう　18
2. 研究グループどうしで協働する　19

第2章　質的研究とエスノグラフィー　……… 21

STEP 1　エスノグラフィーの概要を知ろう ── 22

1. エスノグラフィーの誕生と発展の歴史　22
2. 文化人類学におけるエスノグラフィー　22
3. エスノグラフィーと「文化人類学」　23
4. 未知のことを広く伝える方法としてのエスノグラフィー　24
5. フィールドワークの始まりとその重要性　24
6. マイクロエスノグラフィーおよび他分野でのエスノグラフィー　25
7. 文化人類学における「エスノグラフィー」と現代的なエスノグラフィー　26

  8 現代的なエスノグラフィーの目的と質的研究との関係 27
  LECTURE ビジネスの世界におけるエスノグラフィー 28

STEP 2　ヘルス・エスノグラフィーとその方法 —— 29
  1 ヘルス・エスノグラフィー 29
  2 エスノグラフィーの研究目的とその方法との関係 30
  3 エスノグラフィーとかつての「参与観察」 31
  4 観察と観察者（研究者）の立場 31
  5 研究者の「位置取り」(positioning) 33
  6 実際の研究と位置取りとの関係 33
  7 研究者も研究協力者も避けられない「位置取り」 34

STEP 3　観察結果の記録と整理 —— 35
  1 観察の方法と記録 35
  2 データの整理 37
  3 データ整理におけるITの活用とその効果 40
  4 インタビューとそのデータ整理 40
  5 文書調査 43

STEP 4　テーマ設定・分析・議論 —— 44
  1 研究テーマ 44
  2 研究設問 45
  3 分析と議論 45
  LECTURE 究極のエスノグラフィー：自分自身をエスノグラフィーの対象とする 46

第3章　質的研究における口頭資料の収集と分析 …… 47

STEP 1　口頭資料の種類 —— 48
  1 口頭資料の種類とその資料整理 48
  2 半構造化インタビュー資料とその整理 48
  3 ナラティブ分析 49

STEP 2　口頭資料の研究上での位置づけと評価 —— 51
  1 研究上の位置づけと資料整理 51
  2 口頭資料の内容評価 51
  3 口頭資料を分析するうえでの問題点と対策 52

第4章 糖尿病患者の質的研究
異なる研究テーマと方法による2つの事例 ……… 55

- STEP 1　本章で糖尿病を研究事例とする理由 ── 56
- STEP 2　看護学と医療人類学，それぞれの研究事例 ── 57
- STEP 3　研究事例（1）鈴木さんの研究準備（看護学） ── 59
  - LECTURE　フィールドワークは愚直に，データ分析は緻密に，理論展開は鮮やかに　60
- STEP 4　研究事例（2）田中さんの研究準備（医療人類学） ── 61
  - 1　問題意識の明確化と暫定的な研究テーマの設定　61
  - 2　研究手順　61
  - 3　研究の実施上の留意点　62
  - LECTURE　文脈（コンテキスト）の発見と検証は方程式を立てその解を求めるようなもの　64
- STEP 5　半構造化インタビューの実施と分析 ── 65
  - 1　インタビュー調査の目的とインタビュー項目との関係　65
  - 2　インタビュー調査の留意点　65
  - 3　インタビュー（1）糖尿病患者へのインタビュー　66
  - 4　インタビュー（1）から得たデータの整理　67
  - 5　インタビュー（2）医療スタッフへの質問項目とその目的　68
  - 6　インタビュー（2）から得たデータの整理　68
- STEP 6　それぞれが直面した問題点と対応 ── 69
  - 1　鈴木さん（看護学）の場合　69
  - 2　田中さん（医療人類学）の場合　70

第5章 地域住民の保健行動の質的研究
エスノグラフィーを方法とした事例 ……… 73

- STEP 1　研究の目的と研究設計 ── 74
  - 1　研究の出発点となる研究者の問題意識─松本さん（保健師）の場合　74
  - 2　問題意識の検討から研究テーマへ─指導教員との会話（1）　75
  - 3　研究テーマ設定の予備的検討─具体的に明らかにしたいこと　78
  - 4　研究計画と準備行動と「プレ仮説」　79
  - 5　具体的な研究方法の検討と得られる結果の予測─「プレ仮説」の検討　80
  - 6　研究計画の再検討─指導教員との会話（2）　83

STEP 2　研究計画の実施 —— 84

　　1　半構造化インタビューへの協力者の選定および協力依頼　84
　　2　半構造化インタビューの質問項目の検討：指導教員との会話 (3)　85
　　3　インタビューとその結果の資料整理　90
　　4　インタビュー資料の分析　91
　　5　より詳しいデータの収集　92
　　6　研究計画の変更：指導教員との会話 (4)　92
　　7　全体資料の整理と分析　93
　　LECTURE　文脈と概念との関係，概念の再構築，さらに新しい概念へ　93

STEP 3　データ分析の手順 —— 94

　　1　「現場100回ならぬデータ100回」：データを何度も読む　94
　　2　データの中に「核」を見いだす　95
　　3　ジグソーパズルをイメージする　95
　　4　文献研究の重要性をあらためて認識すること　96

第6章　質的研究の問題点とその対策 …… 97

STEP 1　質的研究への批判的評価の検討 —— 98

　　1　質的研究の評価において呈される疑問や方法論上の「問題」の背景　98
　　2　質的研究へ向けられる批判的評価とそれへの対応　99
　　LECTURE　質的研究の論文が「エッセイ」とみなされないために　102
　　3　質的研究におけるデータとしての「事例研究」からの検討　102

STEP 2　質的研究の評価基準項目の検討と対応策 —— 104

　　1　メンバーチェッキング　104
　　2　データの信用性の確保　106
　　3　研究協力者（研究参加者）の選択基準の適切さ　107
　　4　データの真正性　109
　　5　サンプルの代表性と研究協力者の数ないしは事例の数の適正さ　111

STEP 3　質的研究を進めるための対応と対策 —— 114

　　1　自分がもっている「問い」を徹底して検討する　114
　　2　研究テーマとなる「問い」の内容の精査　115
　　3　「問い」に対する解答をどのように示すか，その道筋の確認　115

STEP 4　データ収集とその整理および分析 —— 117

　　1　データの整理　117
　　2　分析の方法と分析内容の説得性　118

文献解題─質的研究者のためのブックガイド ……………………………… 121
    質的研究に関する文献解題　121
    質的研究と現象学とのかかわりに関する文献解題　123
    エスノグラフィーに関する文献解題　125
    口頭資料に関する文献解題　128

索引　133

装丁デザイン／トップスタジオデザイン室（轟木亜紀子）

第1章

質的研究をはじめるにあたって

　質的研究の概要を知り，それを理解し，納得し，さらには，ほかの人にも説明できることは重要である。それは，研究に取り掛かり完成させるうえで必要なだけではなく，自分の研究が審査され評価される段階で，どれだけ自分自身が質的研究を理解しているかが，改めて試されることになるからである。

　この章の目的は，**質的研究の面白さ，難しさ，そして可能性**をその概要とともに知ってもらうことである。質的研究の面白さは，研究成果がさまざまな形で応用されることによってそれまでとは異なる状況が生まれ，環境が変化するだけではなく，研究者自身のものの見方や世界の見え方が変わる可能性をもっているからである。

　また，質的研究にはそれぞれの段階での結論はあっても終点はない。**1つの階段（Step）** を上るとそこからはさらに広い景色が見えるので，研究者はさらにもう一段，二段と登りたくなる。このことが面白さとともに難しさをもたらす。

◆　◆　◆

　本章を読み始めて，もし**難しい**とか**退屈**だと思ったら，**読み飛ばす**ことを勧める。後に続く章を読み終えた後で改めて質的研究について知りたいと思ったときにこそ，ここでの著者の目的が伝わるからである。

STEP 1
質的研究の概要を知ろう

「質的研究」とは多様な理論的立場，方法，分野を包括する総称であって単独の研究方法をいうのではない。そのため「質的研究とはどのようなものか」についての議論は盛んであり，日本語のものだけでも多くの解説書やテキストが出版されている。議論の内容は実に豊富で多彩であり，例えば米国の質的研究のリーダー的立場にあるデンジン（Norman Denzin）とリンカン（Yvonna Lincoln）が編集した『質的研究ハンドブック』は日本語訳で全3巻[*1]という大部なものであり，それに納められている論文の数が多いだけではなく論文執筆者の学問的背景は社会科学，人文科学のほぼ全分野にわたっている。その議論の内容は，全体として質的研究の重要性を主張している点では一貫しているが，それぞれが論じる質的研究についての内容は理論も方法論も微妙に異なっている。

[*1] 北大路書房，2006年。各巻が2段組で300頁を超えている

1 展望
―質的研究の多様性と超えるべき問題

質的研究の多様性の要因は，質的研究とよばれるものが社会・人文科学の広い分野に及んでいるだけではない。

『質的研究ハンドブック』でデンジンとリンカンは第1巻の「序章」[*2]で20世紀初頭から始まる質的研究の歴史を7つの時期に分けて述べているが，それによると，質的研究の歴史は多様であり，歴史的に連続して発展変化したというより，その経過は分断していて，それゆえ「**いかなる立場の研究者も，（歴史の）どの時期からでも，みずからの研究の規範となるテキストを選び取ることができる。（それゆえに）質的研究のフィールドでは，多種多様な評価基準が注目を浴びようとして競合しているのである**」[*3]また，「私たちは今，観察し，解釈し，議論し，著述するための新しい手法についてさまざまに論じられ，そうした発見と再発見の渦中にある」[*4]という。

つまり，連続して発展し変化したわけではなく，それぞれの時期に新たな理論や思潮を反映しつつ展開されたというのである。したがって，以前の理論や方法は古くてより劣っているというのではない。**研究者それぞれの立場からある時期のある研究方法を自在に選択できる**ということになる。

[*2] pp.12-20。なお，各巻にこの「序章」は再掲されている。また，掲載ページも各巻共通である

[*3] デンジン，N.K.，リンカン，Y.S.：前掲書，p.20.

[*4] デンジン，N.K.，リンカン，Y.S.：前掲書，p.20.

そのため，質的研究が評価される際に生じる問題は，科学的実証主義に基づく研究者から質的研究方法やその成果へ示される疑問や不信感だけではない。質的研究の歴史自体が，過去の方法や理論について批判と応酬，そして反省と再出発の繰り返しであり，質的研究自体の中に常に内省と相互批判の種を抱えていることになる*1。

　しかし，質的研究はその評価においてさまざまな問題を抱えつつも，質的研究の重要性は高まりこそすれ減じることはない。フリック（Uwe Flick）が述べるように，私たちの生きる世界の多元化は進み複雑さは増していて，その複雑でさまざまな関係を明らかにし解きほぐすうえで質的研究には特別な意義が出てきている*2のである。質的研究に関わろうとする者は，質的研究が抱えているさまざまな問題を超えて，課せられ期待されている課題を果たしつつ，その方法と理論とをより洗練させなければならない。そのためにも，科学的実証主義に基づく研究からの批判や疑問にきちんと向き合い，質的研究の方法と理論を丁寧に説明することが重要である。

*1 出身地であるドイツだけでなく欧米における質的研究の第一人者であるフリックは，デンジンとリンカンらによる質的研究の歴史の議論に触れつつ，ドイツ語圏と米国では質的研究の歴史に違いがあると指摘している。それをみると，質的研究とよばれるものがいかに複雑な要素を抱えながら発展してきたかがわかる。〔フリック, U. (2007) 著，小田博志監訳：新版質的研究入門―〈人間の科学〉のための方法論，pp.20-25，春秋社，2011〕

*2 フリック, U：前掲書, p.13.

2　質的研究と「哲学」との関係をおさえる

　質的研究の多様な方法の中で「現象学的解釈学」を選択していなくても，質的研究と現象学的哲学との関係を少しでも理解していることは重要である。

　質的研究の多くの書籍や論文で「現象学」「現象学的解釈学」という表現が頻繁にみられ，20世紀の哲学に大きな影響を与えたとされるフッサール（Edmund Husserl）やハイデガー（Martin Heidegger）の名前が言及され，その著作の一部が引用されたりする。

　「自分は質的研究の方法によって医療現場での患者と医療者との関係を研究したいと思っていたのに，なぜ，哲学のむずかしい議論に迷い込んでいかなくてはならないのか」

ととまどう人は多いであろう。それほどまでに質的研究のテキストや論文に哲学書の引用文はよく見いだせる。先述のようなとまどいが出てくるのは当然であろう。そのとまどいは，質的研究の定義を見るときにも生まれてくる。

　デンジンとリンカンは，質的研究の定義について次のように言う。

「質的研究」の意味はその歴史上の時期によってそれぞれ異なっているが，それでも当面の要約の定義を次のように示すことはできるという。「質的研究とは観察者を世界の中に位置づける状況依存的な活動である。質的研究は，世界を可視化する解釈的で自然構成的な一連の実践からなる」

〔デンジン，N.K.，リンカン，Y.S.（2000）編，平山満義監訳：質的研究ハンドブック 第1巻，p.3，北大路書房，2006〕

　この短い要約の中の「解釈的で自然構成的な」という表現は既に哲学的な意味を含む用語で，質的研究の初学者はそこで立ち止まってしまう。

　また，「生活世界」「自然なものの見方」「自然主義的な」「予断をもたないものの見方」という表現は質的研究のテキストに頻繁に出てくるが，これらは現象学的哲学がもたらした考え方である。

　ところで，この**「自然的態度」**という言葉には特別な注意が必要である。現象学の創始者であるフッサールが「現象学的還元」とよぶ現象学的思考について語るときには，「自然的態度」とは，日常の私たちが特に問い直すことのない「当たり前の世界を見る見方や態度」を言うのであり，現象学的還元ではこうした「自然的態度」を遮断して「自然的世界を括弧に入れる必要がある」（野家啓一編：哲学の歴史 10巻，p.139，中央公論新社，2008）という文脈で使われている。つまり，上のデンジンとリンカンのいう定義の中の**「自然」とほぼ反対の意味**で使われている。これほどまでに現象学は質的研究に大きな影響をもつ。上記の定義でいえば「自然構成的」とは何を意味するか*が説明されていないと，学び始めた人は解説書やテキストを読む中で混乱してしまう。

　そこで，見慣れないあるいは一般用語とは異なる意味で使われているらしい用語をテキストや解説書で見かけたときには，現象学的哲学のテキストや哲学辞典を参照することが必要であり重要である。質的研究の専門家たちは，それと意識することなく，現象学的哲学の概念や用語をテキストや論文で使う傾向があるからである。

* 現象学の立場を標榜する質的研究のテキストでしばしば使われる「自然的態度」とほぼ同じであり，上記の「現象学的還元」の結果得られた，現象を見るうえで新たに獲得された態度，物の見方のことを示している。本田元他編の『現象学事典』［弘文堂，2014年］のp.192「自然的態度・超越論的態度」の記述がわかりやすい

3　現象学的立場と質的研究

　方法として現象学的解釈学を選択しなくても，質的研究を行なうことは既に現象学的なものの考え方に立っていることになる。その結果，既に述べたように質的研究の専門家はそれを意識しないままに，現象学的概念を使う傾向がある。そこで，質的研究を始めようとする人は，改めて質的研

究を支える「**質的思考**」とは何かを確認しておかなくてはならない。

　決して哲学を学ぶことを志したわけではないのに，現象学についてある程度は知っておかなければならないことにとまどうこともあるかとも思う。しかし，このとまどいこそが，20世紀初頭に哲学の大きな転換点となった現象学的思考が普及し一般化し，もはや「哲学的思考」として意識されなくなった証明であり，たとえて言えば，よく知られているメロディなのに誰の作曲によるのか今では誰も知らない名曲があるように，現象学的なものの考え方が現代という時代に合致し，一般的となり，普及し，人が自分の周囲で起きている現象をとらえるうえで大きな力をもった証拠でもある。

　近代化が進行した現代において現象学的思考がなぜ重要とされるかを，文化人類学の立場から質的研究についてさまざまに論じている小田博志* は歴史学者のクロスビー（Alfred Crosby）の近代化の特徴についての議論を援用しながら次のように言う。

* 日本とドイツの大学で医療人類学の調査研究を行なう。フリック著の『質的研究入門』〔新（2011年）・旧版（2004年）とも，春秋社〕の監訳をはじめ，日本における質的研究の普及においてリーダー的存在である

　西欧社会では中世からルネッサンス期に「数量化革命」が起き，それは時間や土地や音楽などさまざまなものを数量化できるように読み替えることであった。その結果，自然科学は発達し，さまざまなものを標準化し規格化することで物の生産は飛躍的に伸び，それによって西欧社会はそれ以外の社会を支配するうえで優位に立つようになったのである。しかし，自然科学が対象とする「自然」と私たちが日々生きる世界（生活世界）における「自然」が異なるように，私たちは，ある集団に属する人の数を数えて「○○人」ということがあったとしても，それはその人々を標準化し規格化したことにはならず，その集団の中の人々はそれぞれが異なる人であることを知っている。

　フッサールは20世紀前半に活躍したが，その後期の作品において，自然科学が対象とする「自然」は「数学化」され抽象的に加工された自然であり，私たちが生きていくなかで日常的に経験している世界とは異なる。この「生活世界」は，フッサールによると当たり前に過ごしているために意識することはない。この意識することのない「生活世界」に立ち返って思索すること（先に述べた「現象学的還元」―波平）を提唱している。

　質的思考によって世界を見る場合，量的思考による見方とその様式が違うのであり，どちらが優れているかという違いではない。具体的な現場や人が生きている世界を研究するうえでは質的思考に基づいた質的研究が適

している.(小田博志:文化人類学と質的研究.波平恵美子編:文化人類学 第3版, pp.27-29, 医学書院, 2011)*1

(1) 生物学的研究隆興の中の「現象学」の重要性

小田博志による,近代化の進行と世界を数量化してみる見方の様式の広がり,そしてそれとは異なる生活世界に焦点を当てることの重要性を説いた現象学との関係についての議論を踏まえると,精神医学者である加藤敏の次の議論は,現代に生きる私たちにとっての質的研究の重要性への理解をさらに深めてくれる.

「(フッサール以来)現象学はたえずその時代の科学的研究に目を遣り,その考え方と対決し,科学思想の越権を正す批判の作業によって豊かな展開を遂げてきた」(コラム 現象学と精神病理学.野家啓一編:哲学の歴史 10巻, p.273, 中央公論新社, 2008)

このように加藤はいい,現在の生物学的研究隆盛の中で,20世紀初頭にフッサールが現象学として提唱した「生活世界」へ,1世紀がたった今新たな再帰を目指すことの重要性を主張し*2,さらに次のようにいう.

現在の生物学的研究の隆盛,特に,遺伝子研究,脳画像解析をはじめとした分子生物学的研究の発展は目を見張るものがある.その知見が,病気の治療や予防に大きな貢献をしていることもあって,人間理解において生物学的還元論が「セントラル・ドグマ」といってよいほどの力を持ちつつある.ところが,遺伝研究の最前線ではすでに遺伝子決定論の限界も明らかになりつつあり,遺伝子は人間のおかれた自然環境と並び,社会・文化環境との相互作用の中で情報発現をするという,いわば遺伝子の「世界内存在性」を支持する知見が出始めていることに注意を向けるべきである.
(野家啓一編:前掲書, p.273)

現代は,最先端の遺伝子研究におけるパラダイムの転換期にあり,それは,社会・文化的因子の関与が最も多い**精神医学の領域で現実味を帯びる**という.加藤はまた以下のようにも論じている.

「生物学的精神医学を含め現代生物学は新たに,フッサールが科学研究の基底に横たわる根本的明証性とした生活世界に立ち返り,さまざまな知見をあらためて生活世界のコンテキストに置き戻して検討することを要請されているのである.このさい,現代に応じた変更をしながらも,基本的

---

*1 数についての現象学的思考については,山口一郎著の『現象学ことはじめ』(日本評論社, 2012年改訂版)の中の「第1章 数えること」がわかりやすく,小田の議論を補強するものである

*2 野家啓一編:前掲書, pp.258-274.

にはふたたび生活世界に根差した現象学的な方法意識が必要となるはずである」

(野家啓一編：前掲書，p.274)＊

＊ 山口一郎著の前掲書は，自然科学に対する現象学的思考をわかりやすく論じている

(2) 健康科学分野における質的研究の重要性と困難

以上の加藤敏の議論を受けるなら，**質的研究が精神医学や看護学，保健学，リハビリテーション学の諸分野で注目され，その重要性が認められる理由**がよく理解できる。

健康科学の主流であり，いろいろな意味で（政治的，経済的，人的，技術的など）最も力をもつ医学は，人間理解において生物学的であり，現代医学は「生物医学：バイオメディスン」である。しかし，医療実践としての臨床において対象となるのは細胞でも遺伝子でもなく生活世界に生きている1つの独立した人格をもつ「人」である。

臨床に携わる人々は人間を理解するのに生物学的なものの見方（パラダイム）で対処することの不自然さを強く感じている。したがって，健康科学における質的研究の重要性，そして健康科学全体の中で質的研究が正当に評価されるために越えなければならない問題の大きさは，ほかの分野に比べて抜きんでているといえよう。

4 一般的世界と研究的世界との乖離
―質的研究のおかれる立場

研究の世界は，一般世界とは異なることを理解し，そのことを引き受けなければならない。日常的な世界では「自分の見方と相手の見方は異なる」「自分が見ている世界と相手が見ている世界は大きく異なるのかもしれない」「相手の立場に立って考えることが人間関係を保つうえでは重要だ」という考え方や態度は現在一般的である。激しく抗争しているときでさえ，相手の立場というものが頭の中をよぎる。また，「絶対的な正しさや真実は存在しない」という言葉に違和感を抱くことは少ない。

ところが，研究の世界は一般世界とは異なることが多いのである。科学的実証主義をとる立場で研究している人でも，日常の生活（生活世界）では現象学的な（質的な）ものの考え方をしている。しかし，いったん研究となると，そこでは科学的実証主義が圧倒的に優勢であり，その立場をとらない研究を認めないか自分の立場の研究より劣ったものと考える。

そのよい例が，**医学と医療との関係**である。医師は医学者であり臨床家でもあることが多い。臨床家としては患者を一個の人格をもった存在とし

てみており，一人ひとりの患者はその人なりの感覚，感情，世界があることを十分理解し接している。しかし，いったん研究の世界に立つと，一般的世界からは分断され，患者を一個の身体とみなし，それを完全に生物医学的文脈で理解し分析する。そこでの科学的実証主義にほころびはないのである。

　一方，質的研究を行なう人は，一般的な世界と研究の世界とは異質なものであることは十分承知しているが，2つの世界は分断しているのではなく隣接し，研究者はその2つの世界を行きつ戻りつしながら，一般世界から研究の世界を，研究の世界から一般世界をのぞきながら研究を洗練させている。

　科学的実証主義が優勢な分野で質的研究が評価を受けようとするときには，この違いの大きさが明らかになる。

5 評価における問題点
―妥当性・一般可能性・信頼性

　質的研究が評価され審査されるときに問題となるのが「妥当性・一般可能性・信頼性」である。それに「再現性」が加えられることもある。

　ジェンシック（Valerie J. Janesick）は，『質的研究ハンドブック』第2巻に収められた論文「質的な調査設計の振り付け：メヌエット・即興・結晶化」の中でこれらの評価基準の内容に混乱がみられること，その混乱の原因は，量的研究に適応されるべき評価内容が質的研究にも適応されることから生じているという。評価において特に重視される「妥当性・一般可能性・信頼性」を，自然科学的な量的研究のパラダイムを引き継ぐ心理測定の伝統における「三位一体」とよび，それが質的研究にそのまま適用されることを批判している。

　「三位一体」の1つである「妥当性」については，量的研究における妥当性は技術的で詳細な定義の集まりであるのに対して，質的研究での妥当性を以下のように言う。

　「記述と説明のかかわりを，つまり説明が記述に適合しているかどうかという問題を扱わなければならない。（中略）質的研究者は，1つの出来事を解釈するただ1つの方法があるとは主張しない。1つだけの『正しい』解釈というのは存在しないのである」〔デンジン，N.K.，リンカン，Y.S.（2000）編，平山満義監訳：質的研究ハンドブック　第2巻，p.58，北大路書房，2006〕

ジェンシックはまた，質的研究に量的研究の評価基準を当てはめることがいかに不適切であるかを指摘し，そのことを論じるのに事例研究を取り上げ，事例研究の価値は個別性にあるのであり，「再現可能性という信頼性」を問うことは事例研究においては的外れだと指摘する。

6 思想としての質的研究

「質的研究を行なうことは1つの思想的立場をとることになる」と言われたら，質的研究を始めようとする多くの人は，「いや，そのようなことを意識していないし，引き受けてもいない」と答えることであろう。しかし，例えば健康科学の分野の質的研究が評価される時点では，自分の研究が自身のどのような思想に基づいて行なわれているかを，結果的に明確に意識することになる。時には，研究計画を提出したり研究助成金を申請したりする時点で，自分の研究の妥当性，必要性，社会還元性ないし貢献性を主張しなければならないが，そのとき，質的研究では，研究者は社会そして世界への自身の態度が問われていることが明らかになる。

質的研究の方法の中でも，質的研究全体に大きな影響をもつ現象学的立場をとるならば，研究と思想との関係はもっと密接なものとなる。先に述べた，フッサールの「現象学的還元」（あるいは「超越論的態度」の獲得）をした後で，再び「生活世界」（人の生きている世界）を見るときにはそれ以前とは全く異なる 現象の見方をすることになり，そこでは宗教的回心に匹敵する人格的転換が行なわれるとされる*。

* 『現象学事典』，p.193.

例えば，「○○の治療法が患者に与える退院後の生活への影響を調べ，治療の開始前に行なうべき患者にとってより適切な治療説明を明らかにする」という研究テーマを選んだ場合，その研究は質的研究として行なわれるだろう。その際，医学的にみて○○の治療法が現時点で最も効果的かどうかは背後に隠れ，研究対象として優先されるのは**患者の生活世界**である。

こうした関心は，医療の現場では時には「無駄なこと」として退けられるかもしれない。それでもなお，この研究が重要だと主張することは，それまでの自分の患者観や医療実践の目的などについての**自分の思想にあらためて向き合う**ことになる。さらに，研究が完成した際には，患者の生活世界を深く知り分析し理解した結果として，自分の中に研究以前とは異なる思想的な変化が起きることも予測される。

7 問題意識の十分な検討の必要性

　質的研究では研究を始めるにあたって，何よりも**自分がなぜこの研究をやりたいのか**，このテーマに関心を向ける理由がどこにあるのか，これまでどのように**研究対象と関わってきたのか**を，十分に検討することが必要である。なお，この点に関しては第6章STEP 3「質的研究を進めるための対応と対策」①，②（pp.114-115）に詳しく述べている。

　本節の冒頭から，質的研究についてさまざまな角度から概説してきたが，いずれにおいても強調したのは，自分の周りで起きていること（現象）をとらえる見方と質的研究との関係である。例えば，研究対象が自分の職場で接する患者である場合には，日頃の臨床において患者そして医療全般を自分がどのように見てきたかどのように理解してきたかの内容と，研究テーマとはどこかで交差している。

　研究対象の候補として選んだ段階で，そこには**自分では気づかないまま，長い間抱きはぐくんできた問題意識と関心**があるはずである。より良い研究を行なうため，また，研究への意欲を持続するためにも，さらには厳しい論文評価に十分対処できるためにも，自分の問題意識について十分な検討を行い，それに基づいて研究テーマを設定することが大切である。

8 文化人類学と質的研究との関係

　文化人類学は，質的研究の特徴を理論においても方法においても，最も総合的に示す。

　第2章でも述べることになるが，19世紀後半に英国で誕生した**文化人類学**という学問分野は，期せずして，後の質的研究をあらゆる面で先取りしたともいえる。

　1つには，自分自身の生活や価値観や信条（文化）に気づき，「相対視」することである。自分が生きている世界がどのようなものかは，言語も含めて全くなじみのない社会で生きてみてはじめて明らかになる。文化人類学の研究は，全くなじみのない社会によそ者として住み込み，言語を習得しながら人々の生活や信条や感情についてその情報を集め，欧米のキリスト教文化の中で育った研究者自身にはどうしても理解できない，時には嫌悪さえ感じるような制度*や習慣について，「なぜそのような制度習慣が保たれているか」について分析することから始まったのである。文化人類学者は，調査研究の対象となる人々の文化に大きなカルチャーショックを

* 例えば，一夫一婦婚に高い価値を置いてきたキリスト教を背景とする欧米文化を担う人々にとっての一夫多妻婚や事例としては少ないが，死者の肉や骨を，その人の再生を願って死んだ人の血縁者たちが食べる死者儀礼など

体験しつつ，やがて，自分の文化の存在とその文化の中で育った自分自身に気づき，さらには自分の文化を多くある文化の1つであるという考えにまで行き着いて，「文化の多様性」として理解していく。このカルチャーショックを通してやがて行き着く「自らの文化の相対化」はフッサールの言う「現象学的還元」に近いものである*。

* 山口一郎は『現象学ことはじめ』の「第十章 文化の違いを生きること」の中でこの点について適切に述べている

2つには，対象となる人々の生活世界を丸ごと研究の対象としたことから，また，自分にとってあまりにもなじみのない慣習や制度が成立している理由を理解しようとした結果，一般には断片として観察や分析の対象となりがちな現象（個人の言動や習慣や人間関係など）の間には密接な関係があることを見いだそうとしたことである。これは「文脈の発見」として質的研究の分析では重要な位置を占める。

3つには，質的研究が抱えることになる「解釈の妥当性」の問題を文化人類学は当初から抱えていたことによる。「彼らはなぜこれほどまでに非合理的な（非道徳的な，非人間的な）慣習を維持しているのか」ということに何らかの理由づけをすることを自らに課した。その理由づけや解釈は読み手に納得されるようなものでなければならなかった。文化人類学の発展は，後の研究者たちが先の研究者の解釈を否定したり付け加えたり，全く新しい解釈を展開する中で行なわれてきたといえる。概念が洗練され，理論が発展したのは解釈，再解釈，新解釈の積み重ねの結果である。

こうした**終わりのない議論**こそが，質的研究の特徴でもある。

LECTURE

「エスノグラフィー的体験」とエスノグラフィーの作成

文化人類学者の世界で「エスノグラフィー的体験」という言葉がある。それは，フィールドでの「異文化体験」を通過し，さらに，「異文化」の中でフィールドワークを長年行なった結果，研究対象の世界の慣習やものの考え方が自分の本来の文化的慣習よりも心地良かったり馴染んでしまい，知らず知らずのうちに調査対象の人々のようにふるまったり考えたりするようになることを言う。

1960年代の米国の大学では，1950年代の文化人類学の隆盛を受けて，引き続き社会学と並んで勢力を伸ばしていた。その頃流行ったジョークに，「広いキャンパスで文化人類学の教員と社会学の教員はすぐに見分けられる。社会学の教員はスーツにネクタイを着ており，文化人類学の教員は最少でも，1点か2点調査地の人々が身に着けるアイテム（帽子，バッグ，履物，ショールかマフラー，ベストなど）をつけているからだ」というものであっ

た。筆者は1968〜1971年まで米国の大学に留学したが，かねて聞いていたとおりであったのに驚きとおかしさを感じたものである。

「エスノグラフィー的体験」は別のことも意味している。1967年にエスノグラフィーの基本を作ったマリノフスキーの日記が発見され出版されたとき，その中に現地の人々やその文化の内容への嫌悪感に近い記述があったことに文化人類学者は衝撃を受けた。

彼のそれまでの学問的著作からは彼がそのような評価を現地の人々に抱いているとは読み取れなかったからである。しかし，文化人類学研究者の中には，フィールドの人々にマリノフスキーと同じような感情を抱いている人々もいて「マリノフスキーでさえこうだったのだから」と慰められたことは疑いもない。

エスノグラフィーを作成するということは，こうした自らの「エスノグラフィー的体験」を相対化することでもある。

STEP 2

質的研究の方法と研究手順

*1 社会学を基礎に置く質的研究における中心的理論と方法である。米国では1960年代から，日本では1990年代から，特に，健康科学の分野で採用されるようになった。特徴は，質的研究で採用される多様なデータを，厳密な手順を踏んで分析することにより，科学的実証主義による研究分野の人々に対しても議論の説得性を高めたことである

*2 1960年代に米国の社会学者ガーフィンケル（Harold Garfinkel）が「エスノメソドロジー（ethnomethodology）」の語とともに広めた方法と理論である。「エスノグラフィー」がある文化的まとまりをもった民族集団を対象とするのに対し，エスノメソドロジーは「人々」「メンバー」が採用している日常的な生活実践の方法（メソドロジー）がどのようなものであるか明らかにしようとする

質的研究は単独の研究方法を指すのではなく，いくつもある研究方法の総称である。実際の研究では，単独の方法が採用されることもあるが，多くの場合，いくつかの研究方法が組み合わされる。研究方法の選択は，研究テーマと研究対象がどのようなものかによって決められるのであり，あらかじめ決められた研究方法を対象に当てはめるのではない。研究の途中で新たに別の方法が追加されることもある。

なお，第2章以下で示す研究事例では，いずれもいくつかの方法の組み合わせを示している。

1 質的研究の方法の多様性

質的研究の方法の主なものだけでも，**エスノグラフィー**，**ナラティブ分析**，**グラウンデッド・セオリー**[*1]，**エスノメソドロジー**[*2]などがある。テキストや解説書によっては，研究方法として**ジェンダー研究**[*3]や**カルチュラル・スタディーズ**[*4]をあげる場合もあるが，これらは研究方法というより，むしろ，ジェンダーやサブカルチャーや権力関係に関わる研究領域や研究対象あるいは研究テーマを示す用語である。これらの用語が「研究

方法」として言及されるのは、この領域で用いられる具体的な方法が一定の傾向をもつからであろう[*1]。

しかし、本書では、「研究方法」という語を、**具体的に用いる調査方法や分析方法に限定**する。そして、1つの研究方法は、その下位にさらにいくつかの方法を含むものとする。例えば、エスノグラフィーは口頭記録、映像記録、文書記録、参与観察などを含み、調査対象と調査場面によって使い分けられ、収集されたデータはそれぞれが適切なデータ整理と分析の方法を含むというように、複合的なものとしてとらえる。

これは後で述べるように「研究のハイブリッド化」とよばれるものである。

2 研究方法の組み合わせ ―トライアンギュレーション

研究方法の組み合わせについては、多くのテキストでは「**トライアンギュレーション**」という用語で述べられている。一般には地形測量で用いられる「三角測量」のことであり、3つの地点から対象地点までを測る測量方法を意味する。質的研究でトライアンギュレーションという場合は、研究対象を異なる方法によって研究することを意味し、それによって対象となる現象をできるだけ総合的により深く把握することを意味する。

トライアンギュレーションにはいくつかのレベルがあり、

①データのトライアンギュレーション
②研究者のトライアンギュレーション
③理論のトライアンギュレーション
④方法のトライアンギュレーション

があるとされる。本節では、④方法のトライアンギュレーションを指す。

また、方法のトライアンギュレーションにもレベルがあり、量的研究と質的研究の組み合わせは最も高いレベルのものである。

フリックは、最近の質的研究ではトライアンギュレーションよりさらに進んで、「研究のハイブリッド化」の傾向さえ見られると述べている。それは「何か固定された方法が用いられず、そのつどの具体的な現場に応じて実用的な観点から方法が選ばれ、さらにさまざまな方法と組み合わされる」[*2]あり方である。

[*3] 研究領域と方法、そして思想と活動を意味する言葉として多様に使われている。「男性」「女性」という性差が生物学的に決定される本質的なものではなく、社会文化的に規定され構築されたものであるという認識から、「セックス」に対して「ジェンダー」という概念を中心に性に関わる現象すべてを再考する研究である。ジェンダー研究は女性の周縁的な位置づけを決定しているものを研究することから出発した後、対象を拡大して、世界におけるあらゆる階層性とそれを決定しているものを研究対象にすることにより、近現代科学とその思想、現代社会の抱える問題を指摘する研究となっている

[*4] 1960年代に英国のホール（Stuart Hall）を中心に若者文化、大衆文化、サブカルチュアを対象とする文化研究として始まった。いわゆる高級文学のみを研究対象としてきたことへの反省から文学研究に、さらに現在では文化人類学と領域的にも重なりあいながら、西欧中心的な文化研究から脱してジェンダー、人種、植民地主義など多様な領域に研究対象を広げている

[*1] 理論的立場と視点、そしてそこで採用される多様な方法との関係については、フリック、U. 著、小田博志ほか訳：新版質的研究入門―〈人間の科学〉のための方法論、pp.67-88、春秋社、2011. に詳しい

[*2] フリック, U：前掲書, p.561.

3 研究方法の選択とその習得

研究テーマと研究対象を決定した後で適切な研究法を探し，選ぶ。

しかし，これまでの研究経歴で習得し熟達した研究方法があるならば，その方法に最も適切な研究対象を選ぶこともある。しかし，どちらの場合も**研究テーマが何よりも優先**される。

4 研究手順

研究を効率的に実行し適切に評価される研究を行なうには，研究手順が大切である。

(1) 問題意識や関心の出どころの検討

第1節で述べたように，研究テーマを設定する前に，**なぜそのテーマを選ぼうとしているか**をあらためて検討する。

その過程を十分踏むことによって，研究対象に具体的にはどのように接近できるかが明らかになる。自分がそれまで研究対象をどのように見てきたか，とらえてきたか，理解して（あるいは批判したり賛同したりして）きたかを振りかえることは，フッサールの現象学によるならば，自らの「自然的態度」をまず明らかにすることである。その後で，それまで自分が意識してこなかった従来のものの見方を離れて，新しいものの見方，研究視点を獲得すること，つまり「現象学的還元」を行なうことができる*。

* テキストや解説書によっては，こうした従来のものの見方を振り返った後で新たに獲得した現象への見方あるいは態度を「自然的態度」とするものもある。これは，混乱をもたらしかねないので注意して読む必要がある。また，振り返りの後で獲得した態度のことを「予断をもたないものの見方」とか「白紙の状態で対象をみる」としていることもある。これは明らかに間違いである。研究の実践において研究対象に対して白紙の状態で予断をもたずに接することは不可能である

(2) 研究テーマの設定

研究テーマの設定は，何よりも戦略的でなければならない。

特に**学位論文**の場合は，審査過程を十分に意識し，(3) に記す各項目を念頭に，指導教員との間で十分な意思疎通を図り，適宜アドバイスを求めつつ慎重に決めることが大切である。

さまざまな条件を検討したうえで，研究テーマを変更しなくてはならない場合にはためらうことなく，自分の研究の次の段階として保留する覚悟も必要である。

(3) 検討する条件

論文審査までの期間：修士課程や博士課程で認められている最大の在学年限は少しずつ変化している。論文博士か課程博士かによっても年限の変

化が異なるので，進学のつど確認が必要である。

論文作成に使うことのできる時間と労力および研究にかかる費用：現地調査の場合には費用が膨らむことが多く，奨学金や研究助成金も含めて，経済的状況も検討しなければならない。

研究対象となる研究協力者（医療関係者，患者，患者家族，地域の住民，行政担当者など）との関係：既に人間関係が成立していても研究対象となると協力が得られないこともある。予備調査の際に，研究協力を得られるかどうか十分見極める必要がある。

倫理的配慮：審査を受ける大学の審査委員会だけではなく，対象が医療や福祉施設の場合，内部に倫理委員会や倫理綱領を設定していることが多い。あらかじめその内容を検討しておく必要がある。

自分が習得している研究方法：全く新しく理論と方法を学ぶこともあるが，限られた在学期間と論文作成だけに使える時間や労力を検討した結果，これまでに習得した理論と方法を基盤にして新たに付け加えるほうがよい場合もある。そして，自分ができることの内容とレベルを検討する必要がある。

論文審査の評価基準：大学によっては評価基準を学生に提示している場合もある。また，論文審査の最終段階で，在学生に審査を公開している大学もある。先輩の論文審査に，それが認められている場合には，臨席したり，既に学位審査に合格した質的研究の論文をできるだけ多く読むことは重要である。

(4) 文献調査

文献調査は2段階ないし2種類からなる。研究テーマによっては，また，自分が習熟している研究方法を用いる場合には，1種類（1段階）でよい。

1つには，研究方法と理論に関する文献調査である。質的研究を初めて行なう人はあまりにも多くのテキストや解説書があることに驚くだろう。どのテキストや解説書が適切かについては，学生であれば何よりも指導教員のアドバイスを受けるのが重要である。推薦されたテキストや解説書が難解でよく理解できない場合には，同じ著者の別のテキストや解説書を読むことによって理解が進むことがよくある。また，質的研究は研究テーマや研究領域によって主流になっている理論や方法がある。看護研究ではグラウンデッド・セオリーやマイクロエスノグラフィー，ナラティブ分析が，地域研究ではエスノグラフィーが，教育関係ではマイクロエスノグラ

フィーや参与観察というように，それぞれ一定の傾向を示している。解説書やテキストを選ぶ場合，最初は自分の研究領域に特化したものを選ぶほうが，内容を理解しやすい。

ただし，博士論文では，研究のオリジナリティー，独創性が問われる。少しでもオリジナリティーの高い研究を目指すなら，研究領域を超えた解説書やテキストを読む必要がある。その場合には，なじみのない用語や概念に出会うので，その際には複数の解説書を読み比べることが再び重要になってくる。

いま1つの文献調査は，研究テーマに即したものである。先行研究についての文献研究であり，専門書や専門分野の学会誌，また，博士論文が対象となる。先行研究が学会誌論文である場合，字数の制限があるため，研究方法（手法）の名称が示されていても具体的な方法・手順は記されていない。参考となる研究論文を見つけた場合，その内容だけでなく研究方法についての文献調査を並行して行なわなければならない。

(5) 文献データの整理

文献調査のデータ整理については第5章で述べるので，ここでは簡単に記す。初学者は，文献の中のなじみのない単語，用語に圧倒されることがよくある。そのときにはよく理解できない用語にマーカーで印をつけておき，別のテキストや解説書と読み比べることでかなりの件数が解消される。また，文献の巻末にある索引を手掛かりに，同じ用語が別の文脈でどのように使われているかを見るだけでも理解が進む。

方法論についての解説書は同じ文献を必ず複数回読むこと，そして，同じ分野の解説書を数種類読むことが，時間がかかるようでいて，実は方法と理論との関係を理解し，自分もそれを実際に使うことができるようになる近道である。

その過程で，自分なりの用語集（用語のデータベース）を作ること，用語の内容についてはどの文献の何ページの文章かをはじめから明記しておくことが必要である。論文作成において，引用する必要が出てきたとき便利なだけではなく時間の節約になる。

(6) 予備調査

研究テーマによるが，ほとんどの研究では予備調査が必要である。質的研究の対象となるのは生活をしている人である。その生活世界を研究の対象とすることは，研究者があらかじめどのように配慮していても対象の人

の生活に介入することになる。そこでは常に思わぬ状況が生じることが多い。予備調査の結果によっては，自分の研究テーマが全く遂行不可能であることが明らかになる。その場合には速やかに研究テーマを変更しなければならない。

問題となるのは，予備調査の段階で研究対象となる人々と接することさえもが，大学や研究機関の倫理綱領の対象となる場合であり，研究計画に予備調査まで含めるかどうかはそれぞれの状況によるので，十分な検討が必要になってくる。

(7) 研究設問の設定

研究設問（リサーチ・クエスチョンとも作業仮説ともよばれる）を設定する段階で，文献調査や予備調査の真価が問われる。逆にいえば，文献調査や予備調査はそれほどまでに重要だということである。

研究設問が適切であるかどうかが研究の成果に直接関わるので，十分検討しなければならない。その際，設問に従って研究を進めるとどのような結果が得られるかを予測することが大切である。その結果を1つではなく複数予測することによって研究設問は磨かれる。

◆　◆　◆

もし**予想どおり**，あるいは**期待したような結果**しか考えつかないなら，むしろ，研究対象についての**自分の知識や理解が浅い**のかもしれないと疑ってみる必要がある。

STEP 3 今後の質的研究と量的研究との関係

新しい研究が展開しその成果が期待されるのは，質的研究と量的研究の間で往復運動的なやり取りによる共同研究である。質的研究によって「どこに問題があるのか」「何が問題なのか」がまず明らかにされ，それに基づいて量的な研究が行われる。量的研究の結果を踏まえて，質的研究ではさ

らに新たな問題の発見に努める。

　どちらの方法にも精通した1人の研究者が行なう場合もあるが，質的研究グループと量的研究グループが交互に行なうこともある。質的研究者が明らかにした問題点について量的研究者が納得しない場合には，質的研究者は量的研究者が納得するまで自分の研究を精緻なものにすることが必要である。双方の納得がなければ研究成果のレベルは向上しない。

　以下に簡単な事例を挙げてこの状況を説明する。

1　互いの研究成果を参照しあう

　質的研究を行なう人が量的研究を，量的研究を行なう人が質的研究を互いに参照しあうことによって，それぞれの領域の研究が発展することがある。それは，必ずしも同じ人ないしグループである必要はない。方法の異なる研究にも関心の目を向けることによってそれまでの自分の研究を洗練させたり発展させたり，また，新しい研究テーマを発見したりできる。

事例

　Aさんは，看護師の離職問題を研究テーマとしていて，いくつかの看護大学の卒業者の中から，研究協力を得られる人にインタビューを行ない，質的研究によって離職の原因を明らかにしようとしてきた。就職から離職に至るまでの期間，離職した時点での勤務状況（病棟勤務か外来勤務か），医療施設の種類と規模（病院かクリニックか，病床数など），勤務した診療科などをおさえたうえで，離職の原因について尋ねた。

　その結果，それまでの勤務状況の違いと関係なく，ほとんどの人が第1の原因として「忙しさ」を挙げ，第2に，忙しさからくる疲労を挙げた。次に多かったのは，家族の状況変化（配偶者の転勤，子どもの進学，親の介護など）であった。

　Aさんは，研究結果が看護師の離職原因について一般的に論じられている内容を追認しただけであることから，自分の研究に行き詰まりを感じ新たな視点での研究の必要性を強く感じた。

　そこで，看護職に限定せずあらゆる職種の離職を取り上げた研究を量的研究も含めて調べた。その結果，量的研究が示していたのは，高い離職率は多様な職種に現れていることであった。Aさんは，これらの職種に共通している項目をいくつか見いだし，それを分析した結果，自分のこれまでの研究の欠点に気づいた。第1に，協力者である看護師が離職の原因を「忙しさ」としていることをそのまま受け取っていて，「忙しさ」の内容を具体的に尋ね

ていないこと，第2に，協力者の，大学卒業後のすべての職歴を尋ねておらず，1人の協力者が何度離職したのか，そのつどの離職原因も聞いていなかったこと，第3に，過去の離職の後再就職までの期間について尋ねていなかったことなどいくつかの重要な質問が欠けていることが，研究に新たな発見をもたらさなかったと考え，新たな研究計画を立てた。

一方，量的研究によって離職を研究テーマとするBさんは，離職者のそれまでの職種と職場の環境（会社の規模や種類，勤務の部署，勤務状況，収入，福利厚生など）を調査項目とすることが，雇用者側からの視点で離職問題を見ていること，離職者そのものに視点を向けた研究ではなかったこと，それでは「離職」を研究テーマにしたことにはならないことに気づいた。新たな視点を得るために質的研究に目を向け，そこで，Aさんの離職と再就職との関係を明らかにした研究に出会い，離職者のその後の就職状況を把握するための量的研究の方法を開発することとした。

2 研究グループどうしで協働する

事例

後期高齢者の急速な増加に伴い，後期高齢者が終末をどこで迎えることを望んでいるかその意向を知ることは，今後の在宅医療や在宅看護サービスをどのように整備するかについての国や地方自治体の政策と関わるので，考慮しておく事項と考えられる。

質的研究グループは，終末だけではなくそれに先立つ終末期も含んだ質問項目を入れ，さらに，後期高齢者だけではなくその同居家族，同居していない子どもたちの意向調査も必要だと考えた。

それに対し，量的研究グループはできるだけ多くの後期高齢者の回答を得ることによって後期高齢者の個人差は相殺されると主張した。

そこで，質的研究グループは配偶者のみと同居する後期高齢者，若い世代と同居する後期高齢者，若い世代の同居者の中で，終末期に当たる最長3か月の間親である後期高齢者の介護に当たることができる家族と，だれ1人それが可能ではない家族の双方を対象にインタビューを行ない，終末期および臨終についての家族の認識について聞き取り調査を行なった。

そのインタビューで明らかになったのは，終末期や臨終について後期高齢者もその同居家族も経験がないため全く状況が想像できないこと，どのくらいの技術や知識と労力が必要かについて予想できないことから，強い不安を抱いていることが明らかになった。また，聞き取りから高齢者自身は家族の負担を考えて，在宅で臨終を迎えることを必ずしも望んでいないことも明ら

> かになった。望んでいることを集約すれば、「家族の立ち合いがないまま死亡することは避けたい」ということであった。
> 　量的研究グループでは、この結果を踏まえて、「後期高齢者の終末期及び終末についての意向調査」という調査テーマを「後期高齢者の終末期をめぐる現在の状況と将来必要となる環境整備」と改め、後期高齢者自身の意向だけではなく、その介護にあたることが予想される子ども世代や孫世代の人々を調査対象者に加えることにした。
> 　その後、質的研究グループと量的研究グループとは質問の内容と項目の数、調査対象者の数について、統計上の技術的問題や調査のために必要な時間などについて議論した。

　以下、研究調査の実施、データの整理、分析、論文作成という研究過程を経ることになるが、第2章以下の具体的な研究紹介のなかで詳しく述べる。

第2章

質的研究と
エスノグラフィー

　本章では，質的研究の重要な方法の1つであるエスノグラフィーについて述べる。エスノグラフィーという方法が占める質的研究における位置づけやその役割をより深く理解するには，その誕生とその後の発展の歴史の概要を知ることが必要である。

　なぜなら，質的研究を「自分（私たち）がこれまで気づかなかったり，自分の既存の認識では理解できないような生活世界に生きている人々を，その世界の内側に入り込み，相手の人々の視点にできるだけ近づいて，その世界を理解するとともに，その内容をより現実に近い形で，広く外に伝える」とするならば，<u>エスノグラフィーは質的研究そのもの</u>である。その誕生の以来，質的研究の発展に重要な役割を果たしてきたし，これからも果たすであろうことを，事例を交えて述べる。

◆　◆　◆

　ところで，「エスノグラフィー」という言葉は現在多くの分野で使われるようになり，インタビューやナラティブ・インタビュー，アンケート調査，現地での聞き取りや観察を伴う調査方法のいずれかを組み合わせて採用し，それらのデータ結果を分析して「エスノグラフィー」と称していることも多い。

　時には，対象となる人びととの行動の観察や聞き取りやインタビューのいずれかで得られた結果を「直接対象の人々に接した」という理由で，「エスノグラフィー」と称していることもある。しかし，後で述べるように，それではエスノグラフィーがもっている本来の長所を欠くことになる。

　エスノグラフィーの源泉は「<u>文化人類学</u>」にあり，その理論と概念の供給源となっている。本章では，現在多くの分野で使われている「エスノグラフィー」と文化人類学における「エスノグラフィー」とを比較しながら提示し，そのうえで，文化人類学で一般的に採用されている研究方法を具体的に示す。

STEP 1 エスノグラフィーの概要を知ろう

1 エスノグラフィーの誕生と発展の歴史

　エスノグラフィーの研究方法を理解するうえで，その誕生のいきさつを知っておくことは重要である。
　「エスノグラフィー」という言葉は，現在多くの分野で広く使われる研究方法を指す。実は「エスノグラフィー」という語そのものに，その研究目的と誕生のいきさつが示されているのだが，文化人類学以外の多くの分野で使われる場合には，それは反映されていない。しかし，現在こうした傾向が顕著であったとしても，**エスノグラフィーの元の意味を知ること**が，後で述べる，問題の設定と資料の分析との関係，研究者と研究の対象になってくれる人々との位置関係，「文脈」を明らかにする方法と手順など，質的研究で最も重視される問題を理解するうえでの多くのヒントを与えてくれる。

2 文化人類学におけるエスノグラフィー

　エスノグラフィーは，ある民族集団の人々とその文化についての学問である'ethno-logy'「エスノロジー（民族学）」の研究成果を意味する'ethno-graphy'（**民族誌・特定の民族集団についての報告書**）から来た言葉である。同時に，英語の'**ethnography**'も日本語の「エスノグラフィー」も研究成果と研究方法の両方を意味する「民族誌学」としても使われている。
　民族学は19世紀に英国，ドイツ，フランス，オランダを中心に，ヨーロッパの各国で発達した。それは，近代国家が成立し，近代国家はまた同じ文化をもつ民族国家であるという立場から国民の政治的統一を図る中で，「**特定の民族（people）の集団からなる国家（state）**」としての文化的アイデンティティーを確立する必要が高まったからである。そして，他国の民族集団の文化との比較によって，自分たちの文化的アイデンティティーを明確にしようとしたことから，民族間の文化の比較が民族学の特徴でもあった。なお，ヨーロッパでは，それ以前から比較言語学や比較神話学など，民族文化のある部分に特化した比較を方法とする学問領域が発達していた。

はじめは英国やアイルランドを含むヨーロッパ[*1]域内やヨーロッパと古代から文化的交流のある周辺地域の人々の文化との比較であったが，植民地化[*2]が進む中で，次第にヨーロッパから遠い南北アメリカ，サハラ砂漠以南のアフリカ，アジアにおける人々や文化についての情報が蓄積し，民族学は後に誕生する「文化人類学」とほぼ同じような研究傾向をもつようになる。そのため，ヨーロッパでは長い間，日本では2000年頃まで，「文化人類学」と「民族学」はほぼ同じ意味で使われていた[*3]。

3 エスノグラフィーと「文化人類学」

エスノグラフィーの意味と内容が変化し始めたのは，19世紀半ばに英国で'cultural anthropology'（文化人類学）という名称が生まれ，その名称の生みの親であるタイラー（Edward Tyler）が，「未開」であることや「文明化されている」こととの差異を超えた人間に共通普遍の「文化」を定義したことをきっかけとする。

タイラーが定義した「文化」とは，それまでの（そして現在でも一般的には）人間の活動とその結果の内でも洗練された芸術や文学や宗教や学問に限ることなく，生存のありよう全体を示すものであった。そのうえで，文化の多様性の原因を分析しようとしたのである。文化人類学は，その後，世界中に多くの植民地を抱える英国と，国内に多様な文化を担っている先住民が居住する米国で発達した。なお，オランダでもフランスでも「民族学」という名称のもとに文化人類学的な研究は発達した。

文化人類学の理論的発展は，ひとえに数多くの文化についての優れたエスノグラフィーに依拠している。それらが示す人間の文化の多様性は，人間の生存のための能力の限りない広がりを示しており，文化の複雑さ，精緻さの中に地球上に広く人間が生存することができている秘密が込められていることに気づかされる。

文化人類学におけるエスノグラフィーは，それを読む人に驚きをもたらさないではいない。**人間の生き方には常に未知の領域が存在する**ことを認識していることが大切であり，「知っているつもり」になることはそうした人間世界の広がりを知り理解する道を閉ざすことになると教えてくれる。

[*1] 当事者にとって，「ヨーロッパ」は英国およびアイルランドは含まれていない。

[*2] 政治的・軍事的・経済的に優勢な国が，他の国や地域を植民地とした結果，植民地となった国本来の文化や社会制度が失われ，人々の生活全体が，植民地化を果した国（宗主国）の持つ社会的・文化的影響を避けようもなく受ける状況

[*3] 例えば，文化人類学の学会名称は2006年まで戦前からの名称である「日本民族学会」を採用していた

4 未知のことを広く伝える方法としてのエスノグラフィー

質的研究においてエスノグラフィーという方法が重要であることの理由の第一は,その誕生からして,それまで全く知られていなかった人々の生存のありようの具体的内容を詳細に調べ,その内容をただ伝えるだけではなく,**読み手に「わかるように」伝えることを目的として発達した**ことである。

「わかるように」というのは,読み手の価値観や感情や知識を考慮に入れたうえで,研究者自身が観察し聞き取りした事柄の全体を,研究者自身の解釈を入れて,伝えるのである。それは,自身が得た情報とその結果としての知識と人間の生き方についての新たな認識を,一般の人々にも共有してもらうことを目的としてきたことをいう[*1]。

したがって,エスノグラフィーでは,どのようにデータを集めたか,対象の人々の生存のありよう全般といってもすべてではないので,全体の中の特定部分はどのように選択され記述されているかが問われる[*2]。そして,データの内容と分析はもちろん,データの提示の仕方と文章表現が重要になってくる。なぜなら,それについて全く知らない人々に,自分だけが知っている,あるいは理解していることを伝えるには,情報の正確さだけではなく伝え方が大事だからである。

5 フィールドワークの始まりとその重要性

19世紀末の米国では,研究者が研究対象とする人々の住む地域に滞在し,直接人々と接しその言語を学び,生存の詳細を観察するようになった。それまでの民族学や初期の文化人類学が用いた資料は,ほとんどが二次資料であり,伝聞によるものであったから,直接観察によって得た資料を分析するという研究方法は,人間の行動や思考を研究する学問のあり方を根本から変え,当時では他の人文社会科学の中でもかなり異質な新しい方法であった。それだけではなく,長い時間生活をともにする経験を通して,研究者と現地の人々との間に(決して平等という訳ではないが)緊密な関係が生まれたことは,**現地調査(フィールドワーク)**という研究方法が特別な意味をもつ道を拓くことになった。

エスノグラフィーの意味する内容がさらに変化したのは,1922年に,ポーランドで生まれ英国と米国とで活躍したマリノフスキー(Bronisław

---

[*1] 自分がそれまで育った文化から得た自らの認識や理解を一度捨てて対象となる社会の人々の文化を理解しようとし,さらには自分自身の文化に対しても,新しい見方で理解しようとするプロセスは,第1章で述べたフッサールの現象学における「現象学的還元」に似ている

[*2] 文化人類学におけるエスノグラフィーでは,多様な文化についての膨大な数のエスノグラフィーの蓄積から,文化のどの部分に焦点を当てることが対象の人々の文化を効果的に捉えることになるか,また,その具体像を描き出すうえで重要かがほぼ確定している

Kasper Malinowski)*によるトロブリアンド諸島の人々についての研究報告が最初に発表されたことによる。マリノフスキーはその後次々と詳細な報告と分析を示す著作を発表した。彼はその著作を通して，ある民族集団を研究するには，研究対象となる人々と暮らし，直接，長年にわたってその行動を観察し，人々の語ることを聞き，その社会の慣習，規則，価値観，制度さらには感情についても直接観察し，聞き取り，それらをバラバラではなく，関連性を明らかにすることが，対象の人々とその文化を知るうえで重要であることを極めて具体的に示したのである。このように，ある集団に見いだされるさまざまな制度や現象を，互いに関連しているという前提のもとに調査し分析する方法を'holistic study'（総合的研究）とよび，文化人類学では重要な研究上の特徴としている。

　マリノフスキーの著作は，タイラーが定義した人間の「文化」の総合性，総体的な関連性の意味を具体的に示すものであった。彼の現地調査とそれに基づく著作は「文化人類学」の新たな出発点として位置づけられるとともに，その後発展した文化人類学において，長い間エスノグラフィーの手本ともなった。

* ブロニスワフは「ブロニスラフ」と表記されることもある

6 マイクロエスノグラフィーおよび他分野でのエスノグラフィー

　ある特定の社会集団ないしは文化的集団について長期にわたって行なわれる総合的な現地調査の資料報告と分析の成果を意味する「エスノグラフィー」は，文化人類学においては現在も使われている。そして，後で述べるように，さまざまな制約を受けながらも優れたエスノグラフィーがいまなお作成されていて，文化人類学の理論的発展に寄与している。

　しかし，現在「エスノグラフィー」は，一般的にはもっと緩やかに定義されるようになり，人間の行動と思考や意識を対象とする社会学，教育学，心理学，マーケティングなど多くの研究領域で使われ，対象となる人々の直接観察や聞き取りやインタビューやナラティブを含んだ研究方法とその成果を示すものになっている。多くの領域で，**もはや語源である「エスノロジー（特定の民族集団の社会・文化の総合的研究）」が意識されることはなく，元の意味内容から離れた意味で使われるようになっている。**

　そこで，文化人類学におけるエスノグラフィーと区別して，ここでは「現代的なエスノグラフィー」と称し，両者の違いを次のように整理してみる。

7 文化人類学における「エスノグラフィー」と現代的なエスノグラフィー

(1)「他文化」と「自文化」との区別

文化人類学では，研究者自身が育った文化とは異なる「異文化」「他文化」を担う人々を研究対象とすることが，理論上の理由から前提とされてきた[*1]。そして，自分自身が育った文化（自文化）とそれを担う人々を文化人類学研究の対象とすることは長い間例外とされ，そうした文化人類学者は'native anthropologist'（ネイティヴ・アンソロポロジスト/現地人の文化人類学者）とよばれてきた。

それに対し，現代的なエスノグラフィーでは，自分が育った文化を研究対象とすることが例外的だとされることはないし，研究上，他文化を研究するよりも理論的に劣っているとみなされることはない[*2]。

[*1] この「理論上の理由」については，後で述べる

[*2] 自文化を研究する場合，研究者は自身が育った認識から離れる度合いが少なく，したがって，研究対象となる現象を「当たり前のこと」として見逃したり，自文化に基づく価値観や認識で研究対象を分析する可能性があると考えられた経緯がある

(2) 研究調査の期間

文化人類学が研究対象としてきた人々の使用する言語は，外の世界にほとんど知られないことが多かったので，辞書も文法書もなく，研究者は現地に滞在して言語の習得から始めなければならなかった。そのため，数年間の調査が一般的であった。

それに対し，現代的なエスノグラフィー作成では，時間的に短期の現地滞在，あるいは定期的に現地を訪れ短期間の調査を繰り返し行なうことも一般的である。さらには，数時間の調査を繰り返し行なうこともある。自文化を研究対象とする場合には，言語の習得は必要ないので，期間は大幅に縮小される。

(3) 研究対象の範囲

文化人類学では，ある特定の集団の成員全体を基本的には対象とし，調査は人々の生活や社会関係全般および，信仰や生産，婚姻制度や権力関係など各領域の総合的な関係を明らかにする「ホリスティック（holistic）」な研究調査が一般的である。

それに対し，現代的なエスノグラフィーでは，研究テーマにそって研究対象を限定し，人間の生活の特定の場面や現象が対象となる。小さな規模の地域社会だけでなく，教室や治療現場や工事現場，大学や研究機関の実験室，プロの運動選手たちの合宿場，在宅医療の現場や社員食堂などが対象となる。空間的にも人々の生活の一部が行われる場に限り，例えば，病

院，それもリハビリテーション室における人々の行動や関係を研究対象とする「リハビリテーション室におけるエスノグラフィー」という研究も可能である。

こうして作成されたエスノグラフィーを，文化人類学での一般的なエスノグラフィーに対して，研究対象を観察する時間が短くも空間も限られていることから「マイクロエスノグラフィー」とよぶこともある。

8 現代的なエスノグラフィーの目的と質的研究との関係

ここでは，「現代的なエスノグラフィー」（以下，エスノグラフィー）は，どのような目的で用いられ，また，具体的にどのような方法が採用されるのかについて述べる。

質的研究についての理論と方法の普及に努めている文化人類学者の小田博志は，エスノグラフィーを用いる目的について次のように言う。

「ある社会的な事象をその文脈をも含めて明らかにしたいとき，エスノグラフィーは威力を発揮するでしょう。特に，既存の説明の枠組みが通用しない，未知の事象を理解するために適しています。なぜならエスノグラフィーが『異文化』や『他者』の世界を理解する方法として発達してきたからです」。（小田博志：エスノグラフィー入門，p. iii，春秋社，2010）

また，小田は次のようにも言う。

「質的研究の特徴は世界を均質にとらえようとする傾向に対して，人や事象の質の違いを認識することにある。その中でエスノグラフィーには，質的研究の1アプローチにとどまらない，質的研究の源流ないし原型としての特別な意義があるといえる」。（小田博志：文化人類学とエスノグラフィー．波平恵美子編：系統看護学講座基礎分野 文化人類学 第3版，pp.37-38，医学書院，2011）

たしかに，文化人類学におけるエスノグラフィーは，それまで誰も十分に知らなかった人々と人々が生きている世界について，具体的にその詳細を調べ，それについて記述する方法として発達した。ところで，現在に生きる私たちには，**19世紀のヨーロッパの人々が置かれていた状況に似た**

ことが起きている。つまり，**存在することは知っているが，その具体がわからない人々（集団）が増えているという状況**である。社会が急速に変化し，常に新しい未知の状況が生まれつつある。同じ国，同じ地域に住んでいても，互いの生活環境や生存の内容がそれぞれに大きく異なっている。

19世紀のヨーロッパの人々がアフリカや南北アメリカあるいはアジアの人々について漠然としたイメージしかもちえなかったように，現代社会に住む私たちは，自分が生きている社会で，新しい，思いがけない，既存の知識や枠組みでは理解できない事象が生まれていることに十分気づいている。また，同じ社会に多様な生き方をしている人々がいること，物理的距離は近いのに，その活動や考え方，生活全般について互いによく知らない状況が生まれていることにも気づいている。

しかし，同じ国，同じ社会，地域や集団のメンバーである人々を，理解できない「他者」とみなして無関心でいることや排除することはできない。無関心や排除は，同じ社会の中で反感や差別の相互関係を生み出す温床となるからである。自分の世界とは異なる世界を生きている人々について見る目を養い，それを理解する力が以前よりも重要になってきている。

いじめや差別や排斥は，自分が知らない人々への洞察力のなさから生じる。エスノグラフィーはマイクロエスノグラフィーも含めて，こうした状況の中で私たちは生きているからこそ，自分が知らない人々の生きている世界の内側に入り込んで具体的に研究するうえで，一層重要性を増している。

LECTURE

ビジネスの世界におけるエスノグラフィー

本文中に，文化人類学におけるエスノグラフィーで採用している方法と比べると，ほかの領域で「エスノグラフィー」と称されているものが方法の一部だけを採用している傾向にあり，それがある種の混乱を生んでいることについて述べた。このことは，「エスノグラフィー」という方法とその結果はそれほど魅力的なのだということでもある。

ビジネスの世界でもエスノグラフィーの手法が市場調査などに使われているが，エスノグラフィーについてどのように理解されているかをインターネット上の公開情報でみると，多くの点で文化人類学と共通していることがわかる。例えば，博報堂のイノベーション・ラボ上席研究員の田村大氏は，ウェブ媒体の記事で，まず，文化人類学におけるエスノグラフィーについて適切に紹介したうえで，ビジネス・エスノグラフィーでは「客観的事実」というものはなく，マーケティングの対象となるような事実は解釈が行なわれて初めて意味が通るようなものであり，必ず主観的なものであるという。ま

た,「集めた情報を現象の文脈から切り離した瞬間にその情報は無価値になる」とし,ビジネス・エスノグラフィーは,対象の視点を自分の中に取り込むことによって新しい商品開発のアイディアを生み出していくと説明している。田村大氏はさらに踏み込んで,「エイジング」を例にとり,「エイジング」という**概念を主体的に再構築**することが,ビジネス・エスノグラフィーを活用する際には必要であるという。また,こうしたことの積み重ねは企業にイノベーションをもたらすともいう。

　エスノグラフィーについての説明を超えて,質的研究全般についての見事な解説である。ところで,具体的にどのように調査が行なわれているかについて興味が向くところであるが,ビジネスの世界では,商品の売れ行きが調査結果の評価を示すものとなっていると考えられる。
〔田村 大:ビジネス・エスノグラフィーがイノベーティブな組織をつくる,ojo2010.10.5/2010年10・11月号 (http://adv.yomiuri.co.jp/ojo/tokusyu/20101005/201010toku1.html　2016.9.15確認)〕

STEP 2
ヘルス・エスノグラフィーとその方法

1　ヘルス・エスノグラフィー

　人は,自分自身であり自分を他の人から分け,また他の人々と結びつける媒体でもある身体について,よく知っていると考えがちである。そのため,他の人の身体についても,自分の身体についての知識を元に知っているつもりになる。しかし一方では,自分が経験したことのない重い病気や大きな障害を抱えている人の身体については,その差が大きすぎて理解することを放棄しがちである。

　また,治療の現場では,治療に関わる側は治療されている人々について,その**身体の客観的状態を知っていることがすなわち,その人を知っている**ととらえがちである。一方,治療されている患者は,治療する側にいる人々は自分の身体に働きかけてくれている以上は,自分のことをよくわかってくれていると思いがちである。しかし,**身体の客観的状況の理解は患者の体験(痛みや,不快感や不安など)への理解とは無関係**である。

　人は,自分が大きな健康上のトラブルを抱えてみてはじめて,それまで

他の人の身体と心についてほとんど知らずに過ごしてきたことに気づく。身体が捉え感じる身体の内部や外部の環境，身体を使ってものや人に働きかける，身体を使って表現し，自分の存在や生きていることの中身を周りの人々に伝えることがどれほど難しいかに改めて気づく。つまり，身体についての情報は調べることも分析することもまた分析結果を他に伝えることも容易ではない。

　エスノグラフィー研究の第一歩は，自分は「何を知りたいか」さらには「何を知らないか」を明らかにすること，そのうえで，対象となる事象や人々について既存の知識や認識の枠組みを越えて，従来の枠組みでは得られない，人の生存のありようを明らかにしようとする。捉えにくく，また，得られた知識を外に伝えにくい「**身体**」**を研究対象の中心に置く**ヘルス・エスノグラフィーはこのように成立する。

　本書では，「ヘルス・エスノグラフィー」について個別具体的な研究方法を示すことは割愛する。人間の身体のあり方，健康と病気についての認識，治療や健康保持の方法や技術，障害や加齢に伴う心身の衰えとそれへの対応，誕生や死など，人間の生存の中でも最も中心的な課題を，エスノグラフィーの方法で研究するのが，ヘルス・エスノグラフィーである*。

2 エスノグラフィーの研究目的とその方法との関係

　テーマ設定あるいは研究設問があり，次に調査研究が行なわれるという順番がエスノグラフィーでは必ずしもそのとおりではなく，調査結果から研究テーマや設問が生じることがある。また，研究テーマをあらかじめ決めていても，調査資料の整理や分析の途中から研究テーマが変更されることも起きる。それは，エスノグラフィーという方法が何よりも研究対象である人々の生活全体を調査対象とするため，多くの場合，**予想していなかったデータ**が出てくるからである。また，人々の生活圏の中で調査を行なうので，人々の生活の状況に調査が左右される度合いが大きい。そのため，思いがけないデータが得られたり，また思いどおりにデータが得られなかったりする。

　何よりも調査の結果得られたデータが，エスノグラフィーでは重要である。データの内容によっては予定した研究テーマを遂行できないことも起きる。だからこそ，「何を明らかにするために，エスノグラフィーという方法を選択したのか」という研究の出発点を明確にしておかなければならない。

　ところで，エスノグラフィーで用いられる具体的な方法とは，参与観察，インタビュー，ナラティブ分析，文書・記録の調査などを含み，それ

---

* 本邦で最初に本領域をまとめた発表が，道信良子：ヘルス・エスノグラフィ　子どものフォトボイスを事例として，第16回作業科学セミナー特別講演　作業科学研究 6 (1)：15-19, 2012.
その後の研究成果に下記がある
道信良子：健康と医療の人類学，看護研究 49 (7)：552-556, 2016.
道信良子：看護研究におけるヘルス・エスノグラフィ　看護の実践への展望，文化看護学会誌 9 (1)：10-14, 2017.
道信良子：島の子どものウェルビーイング，発達心理学研究，28：4, 2017.

らすべて，あるいはその中のいくつかを組み合わせて用いるものである。その中でも，エスノグラフィーの伝統を引き継ぐ参与観察は重要である。

3 エスノグラフィーとかつての「参与観察」

　研究者自身が研究対象となる人々の生活する場に滞在し，あるいはそこに足を運んで，直接観察したり聞き取りをしたりする研究方法は，文化人類学だけでなく，米国のシカゴ大学の社会学の研究者の間で，1920年代から始まった。これは，文化人類学での現地調査[*1]が本格化した時期と一致する。「シカゴ学派」とよばれる社会学研究のこの調査では，犯罪集団やギャンブラーなどを研究し，その実態がよく知られていないにもかかわらず世間一般のステレオタイプなイメージが定着している集団を研究対象とした場合には直接の観察が重要であることを示した。

　こうした調査と研究方法は「**参与観察**」(participant observation)とよばれる。ただし，参与観察とは，厳密には，現地に自分が直接赴き観察するだけではなく，**人々と同じ行動をとること**までも含む。例えば，漁業を生業とする人々が研究対象であれば漁業に参加させてもらい漁獲物の水揚げや運搬まで行なうなどである。それによって人々の身体の使い方や寒さ暑さに耐えるつらさや，船酔いの苦しさを体験して，漁業者の生活を理解することができるとする。

　質的研究の権威であるフリック(Uwe Flick)は，質的研究においてかつて「参与観察」が占めていた位置に「エスノグラフィー」が取って代わっているという[*2]。また，フリックは，同じく質的研究の重鎮であるデンジンの言葉を引用し，「**参与観察は，ドキュメント（文書，記録）の分析，インフォーマントとのインタビュー，直接の参加と観察，そして内省を同時に組み合わせるフィールド戦略である**」という[*3]。

　ただし，近年では，「参与観察」は一般には「エスノグラフィー」の中の1つの方法として位置づけられている。

[*1] 文化人類学では「フィールドワーク」という

[*2] フリック, U. (2007)著, 小田博志監訳：新版質的研究入門—〈人間の科学〉のための方法論, p.269, 春秋社, 2011.

[*3] フリック, U.：前掲書, p.275.

4 観察と観察者（研究者）の立場

　観察はその場にいてただ単に見ていればよいというのではない。観察している人々の状況を観察し，その場の雰囲気を感じ取ること，そして何より観察者である自分が人々にどのように見られているかも，得られる情報の内容となる。

観察者の立場：観察について述べる前に，観察者の立場について述べる。それは，観察という研究方法では，観察者の存在とその立場が大きく影響するからである。

観察という方法によって得られるデータは，観察を行なう人の立場によって質的に内容が変わってくる。理論的には，次の3つの立場がある。

①完全な参加者としての観察
②完全な観察者としての観察
③参与観察者としての観察

①の立場からの観察は，対象となる人々に，研究者としての立場から人々の生活や活動の場に参加していて，その中で観察を行なうことを告げ，了承を得られれば，研究倫理上の問題は解決する。しかし，収集したデータの分析において，対象の人々の視点と研究者としての視点との区別が難しくなることもある。また，研究者が参加者となっていることによって，観察者と対象の人々との間に相互的行為が生じることになり，人々の行動とその結果としての事象が変化することは免れない。特に，対象となる集団の規模が小さいときには，観察者の存在は大きくなる*。

②の立場の観察は，対象となる人々の行動を，自分の存在を相手に知られることなく，例えばマジックミラーを通して観察する，などであるが，幼い子どもの行動を，親の了承を得て観察するような場合以外は，こうした観察は研究倫理上，大きな問題となる。

ただし，駅や広場など公共の空間で不特定多数の人々の行動を観察することは，②の立場での観察である。被観察者からの了解が取れないこと，観察された人々が特定されないことから，倫理上の問題は比較的小さい。

③の参与観察が，エスノグラフィーでは最も実践的である。自分が研究者としての立場から人々の生活の場にいて人々の言動を観察していることを告げ，研究の目的と発表の形式や発表の媒体などについての了承を対象の人々からあらかじめ得ておくことが，現在では研究倫理として求められている。ただし，参与観察の期間が長期にわたる場合や頻度が高い場合，その集団の一員とみなされることもあり，対象の集団の中の特定の人（人々）と親しくなることもある。研究者自らが対象の人々と視点や感情や価値観を共有する度合いが高くなった結果，①の「完全な参加者としての観察」に近いものとなることも起きる。結果として，資料の内容にも反映される。大事なことは，それを研究者が認識していることである。

---

* ある小規模な集団で長年調査していた男性研究者は，いつの間にかある少女の結婚相手と決められていた。その少女に年齢的に適した結婚相手となる男性がいないことから，その集団では当然のこととして予定されていたのである

5 研究者の「位置取り」(positioning)

「位置取り」とは，上で述べた「観察者としての立場」よりもさらに複雑で，研究者が何を，どのように観察し，人々との関係を築き，得られた資料をどのように解釈するかについての全体的な立場のことである。自らが決定する立場だけではなく，研究者が選択できない位置取り，さらには，研究者が気づかないまま選択している立場取りまでも含む。

研究者の位置取りの1つめには，**研究者自らが設定する位置取り**がある。つまり，「自分はどのような目的で，この場にいて，この人々と接し，どのような視点で観察したり質問したりするのか。その中で，人々と自分との関係をどのようなものとして築いているのか。また，人々の言動を分析し理解し解釈する場合，研究者と対象者との関係をどのように意識できるのか」についてである。

2つめには，対象となる人々が，**研究者に与える位置取り**がある。どんなに，研究者が対象の人々と緊密な関係を築きラポール*を築こうとしても，研究者に対し排斥的な態度をとり，敵対的な感情しかもってくれないこともある。あるいは，終始得体の知れない者として，自分たちの生活圏内に近寄らせまいとすることもある。当然，得られる資料に限界が生じ，分析にも影響する。

研究者の現実の位置取りは，こうした両方の擦り合わせの中で決定される。

研究上で最も厄介なのは，3つめの，**研究者自身の中に潜む偏見や差別の感情，幼いときから育まれた価値観によって影響される位置取り**である。こうした自ら選んだ，あるいは選ばされた，そして，気づかない位置取りをすべて含んで「位置取り」ということもある。

* 心理療法などでクライアントと治療者との間に親しく打ちとけた関係が生じた状態をいうのに倣い，フィールドワークで，調査者と現地の人々との間に生まれる親しい関係を指す

6 実際の研究と位置取りとの関係

ところで，対象となる人々の研究者への評価や態度・感情は時間が経つと次第に変わっていくので，位置取りは変化するものと考えたほうがよい。また，同じ研究者であっても，その時々の研究テーマにより，あるいは具体的な研究対象となるグループにより，観察の場面により，さらには，時間的な（歴史的な）設定によっても，研究者の位置取りは変わってくる。研究者が経験を積み，さまざまな研究テーマでさまざまな研究対象の人々と接し，生活や活動の場に身を置く中で，位置取りの具体的な意味とその重要さが次第に明らかになる。

はじめてエスノグラフィー研究で参与観察を行なう場合は，経験を積んだ研究者のそばにいて，その研究行動を見せてもらうのが最良である。しかし，それができず，最初から単独で参与観察を行なう場合には，できるだけ慎重に行動することが重要である。観察するにしても，質問するにしても，人々の行動を妨げないことを常に心がけること，対象の人々が許してくれる範囲内でのみ，はじめは行動することが大切である。

7 研究者も研究協力者も避けられない「位置取り」

研究者が意識していても，研究者は自分の属性（性別，年齢，職業，社会的地位，出身集団，専門的知識など）から逃れられないのであるから，位置取りには絶対中立的なものはないと考えなければならないだろう。

> **事例**
>
> 医療の専門家が研究者として慢性疾患の患者における「病の体験」を研究テーマとし，患者の入院中の生活を，患者やその家族，医療施設の責任者や主治医に了解を得たうえで観察する場合を想定してみよう。
> 研究者としての立場と，自分も患者を診断し治療を行なってきたことから，たとえ自分が専門とする診療科ではなく，臨床経験の少ない領域であっても，医療者としての立場から患者をみる視点から免れない。対象となる患者もまた，自分の治療と関わりないことを知っていても，その観察者が医療の専門家であることを意識せざるをえないだろう。その結果得られたデータを分析するとき，研究者はどこまでが自分が医療の専門家であることが影響しているかを見分けることに困難を感じることもある。

以上のことをまとめると，誰の行動をいつ，どのように観察し，そのデータをどう解釈するのかは，研究者自らの「**位置取り**」（positioning）に影響される。「研究対象の人々の側に立っての理解と解釈」に至る以前に，研究者自らが，どのような立場で人々に接するのか，研究の目的についてどのように説明するのか，物理的に，どの位置から観察するのか，何を観察するのか，観察していて疑問がわいたときに，誰に，どのタイミングで質問するかなどをあらかじめ整理していても，認識できない領域や，逃れられない偏りが生じる。

さらには，どのように工夫しても，**対象となる人々が研究者に与える関係からは逃れられない。**

それらはいずれも，人々が生活し活動する場に入り込みそこで観察したり参加したりするエスノグラフィー研究においては**必然的に直面する問題**である。

STEP 3 観察結果の記録と整理

1 観察の方法と記録

観察と記録についていえば，研究テーマによっては，録音や画像や動画の記録が欠かせないことがある。対象となる人々や施設の責任者の許可を取って，必要な場面だけで録音や動画の記録を取ることも重要となる。

多くの場合は，観察した内容をノートに記録する。人々の行動を妨げないことが何よりも重要であるが，場面によっては，ただ黙って人々の行動を観察するのは，対象となる人々に反感を抱かせることもある。「**参与観察**」とは，その場にいる**人々の感情や雰囲気を共有する**ことでもあるからである。

わからないことがあれば，人々の行為を大きく妨げない限りは，適宜，質問することも大切である。

研究内容を公表する場合には，研究対象の人々や施設や地域が特定されないように細心の注意を払うことが必要であるが，記録する場合にはできるだけ固有名詞も含め，詳細な記録をとる。

必要な事項は，少なくとも，次のとおりである（図1）。

- いつ：何時，年月日，時刻/時間帯
- どこで：場所とその状況。どこで，どのような人がいて，どのような環境であるか
- 誰がいて：その場にい合せる人々の名前および立場や所属，住所
- どのように：誰が，どのようなタイミングで誰に何を言い，それに誰がどのように答えたか。また，残りの周囲の人々はどのように反応したか。または，誰が何をしたか。その行動に，周囲の人々はどのように反

見出し	胃がん手術とその後の経過		
① → 資料番号	20160708-01	調査の日付と時刻	2016年7月8日 14:00～16:00
キーワード	胃がん(による胃の全摘)/健康保持のひけつ/病気の発見		
調査協力者の氏名・性別・生年月日	山田太郎, 1948年7月20日生れ・男 ← ④		
調査(インタビューが行われた)場所	調査協力者の自宅：○郡△町大字□113 ← ⑤		
② → 同席者	協力者の妻：山田花子, 1950年7月10日生れ(1978年婚入)		
調査協力者の属性	現住所で生れ高校卒業後1968年から1978年まで名古屋市内の自動車工場勤務。実家に戻り結婚。以来父親の跡を継ぎ4haの田を耕作し, 2014年から地域の自治会長。2010年10月胃の全摘手術 ← ⑥		

研究者：A/協力者：B/協力者の妻：C

③ →
A：今, 特にお身体に気を付けていることがありますか？
B：6年前に胃の全摘手術を受け, 6か月に1度検査を受けている．ただし, 手術以降も以前と同じ暮らしをしている。
C：夫の父親も同じような暮らし振りでした。毎日同じように起きて働き, 同じ時刻に寝ます。<u>父親も長寿だったので, きっと長生きしてくれます。</u>
B：ずっと同じ暮らしをしていたので, 胃がんに早く気づくことができた。長年地区で年1回行われる町主催の検診でも1度も異常を指摘されたことがなかったのに, 2008年頃から体重が1年に3～4kg減ったので, 生まれて初めて人間ドックを受診し, 胃がんが進行していることを知った。規則正しい生活をしていたおかげだと思う。
A：手術以降, それ以前とは何か違ったことをしていますか？
B：以前と同じように起きて, 寝て, 働く生活だが,「疲れる前に休憩を取る」ことを心掛けるようになったのが, 以前との違いだろう。

備考：・手術を受けた病院(XX市内の厚生年金病院)
　　　・定期的に受診している病院(○郡内の県立病院)
　　　・Cの下線部分の発言は, がんの転移や再発の心配を表わしているとも受け取れる。

①調査を行った年月(2016年7月8日)と, その日の調査データの順番(01)を組み合わせている。

②同席者と調査協力者との関係を記す。同席者の有無やその関係によって話しの内容が変わることがある。

③約2時間のインタビューのうち, キーワードで記した内容ごとにカードを別にする。冒頭Aの質問の言葉は, 今回の半構造化インタビューでの共通の質問内容である。

④年齢ではなく生まれた年を聞いておく。

⑤住所表示どおりに記す。できれば電話番号も記す。

⑥調査協力者の属性や背景はデータの質や外のデータとの文脈を見る上で重要。フィールドノートに記した内容以外にも, その後集まってきた情報がある場合には, 情報が得られた日付けとともにこの欄に追加する。

図1　フィールドノートの半構造化インタビューデータを整理したカード(リーフ)のフォーマット例
このフォーマットは研究や調査内容に応じて使い勝手が良いようにかえることができる。
ただし, 別の調査地との比較や同じ調査地での追跡調査のため, 何年たった後でもデータとして使うためには, このフォーマットで記した項目は必要である。

応したか。その場の雰囲気はどのようなものか
- **研究者が質問した場合**：回答内容だけでなく自らの質問内容も記す
- **対象となる人々の語った内容**：できるだけそのままの言葉遣いで記録する

具体的な言語表現が，後になって重要であると気づくことが多い。

研究者自身の理解した言葉（翻訳された表現）で記すのは，その後の作業である。

2 データの整理

データ整理の具体的な方法は，研究テーマと研究の対象となる事象によって異なるので，研究者はそれぞれに適した方法を工夫しなければならない。ここでは，一般的な方法を示す。

現場での観察と記録は，**同時並行**で行なわれるため，集中力や時間的な制限があり，ノートに書かれた事柄が後になって読めないことも多く，また省略されていて内容がわからなくなることも多い。

手書きの記録は，録音データがあったとしても，できるだけその日のうちに，手書きでもよいしワープロ入力でもよいが，できるだけ間を置かずに清書し直すことが大切である。清書の前の段階として，観察が終わるとすぐに，記録のノートに，**書ききれなかった事柄や印象や人の配置の図**などを書き込むことも大切である。そこで，ノートの右ページを空白にするとか大判のノートであれば，右半分を空白にしておき，後で書き込むスペースを確保する方法など，それぞれに工夫する必要がある（**図2**）。

こうした作業をすぐに行なうことが必要なのは，ワープロでも手書きでも，清書しているうちに，質問し忘れたことや，理解できなかったことに気づくだけではなく，後の作業である「**文脈理解**」や「**解釈の芽**」が育つからである。

重要なことは，観察にしてもインタビューにしても，**調査資料が集まってからデータ整理を始めるのはよくない**。なぜなら，どのようなデータがどのくらい蒐集できているかそのつどチェックしながら，整理と仮の暫定的な分析と，さらなる調査とを同時並行で行なうところにエスノグラフィーという方法の長所が最もよく現れてくるからである。

データ整理の具体的な方法は，どのような調査であるか，どのような資料がどの程度集まっているかによって大きく異なる。しかし，どのような調査であれ，参与観察で集まったデータを整理するには，以下のような共

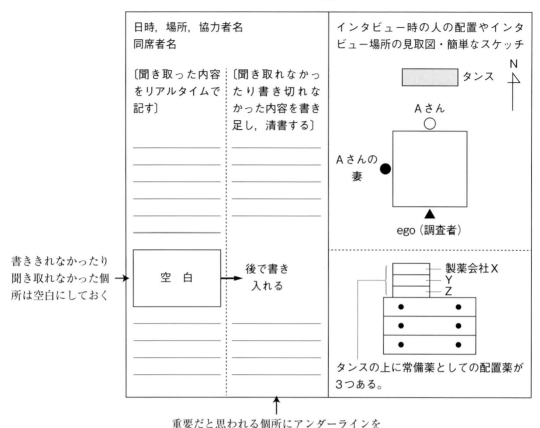

図2 フィールドノートや聞き取り（インタビュー調査）の際に記録するノートの例

通する整理の方法がある。それは，分析のときに効率的であるだけでなく，文脈を見いだし，データの内容を解釈しその内容に客観性や説得性をもたせるうえで重要だからである。

【データ整理の共通ルール】
- まとまりのある内容をもつデータを前後の関係に注意しながら，切り取る
- カード式のソフトを用いて，（あるいは同じ形式の紙のシートを作成して）切り取った1つひとつのデータを単独に整理する（**表1-a**）
- 1つのデータに，それぞれ，日時，場所，情報提供した人の名前などを記す
- **整理番号**を付ける。通し番号を付けておくと，後で資料と分析内容を再検討するときに便利である

表1-a　表計算ソフトを使って集積されたデータの傾向をキーワードの頻度から見る
　　　ためのフォーマット例

整理No. ＼ キーワード	病気の発見	健康保持	生活習慣	健康診断	常備薬	
20160708-1	○	○	○	○		
20160809-5	○	○			○	
20160809-8	○		○		○	
20160912-1	○	○	○			
20160922-7	○	○		○		
20180930-6	○	○	○			
キーワード合計	58	40	35	22	0	

- 切り取った内容を的確に示す**見出し**をつける。例えば,「受療の開始」「診断名」「常備薬」「食事制限」などである。見出しをつけることによって,文脈を把握しているかどうか,いくつもの文脈を整理しないまま同じカード（シート）に入れこんでないかどうか検証できる
- 切り取ったデータ1つひとつに見出しとは別に2〜3の**キーワード**を付ける。見出しと同じキーワードが含まれていてもかまわない
- 観察した内容や聞き取った内容を,内容のまとまりごとに切り取ったら,その情報の前後にどのようなデータがあったかを「**備考**」として記しておく
- 「**備考**」欄には,資料を整理している途中で生まれてきたアイディアも記しておく
- 同じ**小見出し**（資料のタイトル）のデータをまとめる
- それとは**別**に,**キーワード**ごとにデータをまとめる

　このようにするのは,1つのデータは,1回きりでなくさまざまな文脈で何度も使う可能性があるからであり,小見出しだけではなく,キーワードでデータをまとめると別の発見の可能性もあるからである。

3 データ整理におけるITの活用とその効果

データ整理にコンピュータを用いるのは，データが大量の場合には欠かせない。作業が効率的にできるだけではなく，コンピュータのソフトウェア[*1]を上手に使うことによって，データの傾向を調べたり，さらには，その傾向から分析のヒントを得ることができるからである。

上で述べた見出しやキーワード全体を，コンピュータソフトを使ってさまざまに処理すると，話し手ごとの語りの傾向や時間的な変化や，インタビューの回数が進むにつれての話題の変化などを読み取ることができる。コンピュータソフトをうまく使えなかった人が，自ら集めた大量のデータを処理するうちに，次第にコンピュータによるデータ処理の効果を知るようになり，いわゆるITリテラシーを高めることになる。それが，その後の研究に役立つ。

【コンピュータソフトの使い方の事例】

例えば，上で述べたカード式のソフトを使い，1つのまとまりをもったデータごとに1つのカードに時間や情報をもたらした人の名前や場所などの項目をつくっておく。それを，リレーショナル機能をもつソフト[*2]を使って，表計算ソフト[*3]にデータを丸ごと移すことができる。

表計算ソフトをさまざまに操作することによって，キーワードや見出し全体の集計ができるし，時間経過によってどのようなデータが集まったかを見ることができる。研究協力者ごとの，傾向も捉えることができ，さらなる調査方針を立てることもできる[*4]（**表1-b**）。

4 インタビューとそのデータ整理

(1) インタビューの種類

エスノグラフィーではインタビューによって集めたデータは重要である。インタビューでは，研究テーマに応じた質問項目が用意される。

ただし，インタビューには，あらかじめ質問内容を，時には，質問の言語表現も決めておく「**構造化されたインタビュー**」と，質問内容はあらかじめ決まっていても質問に答えてくれる人の自由な語りを優先させる「**半構造化インタビュー**」がある。構造化，半構造化のどちらを選ぶかは，研究テーマや質問内容や，インタビューに応じてくれる人の状況によって変わってくる。同じ研究テーマで両方を選ぶ場合も起きる。

[*1] application software.「アプリ」と称されるのが一般的

[*2] MS-Access が代表的。データベース管理に適している

[*3] MS-Excel が代表例。数値集計・分析に適している

[*4] 質的研究におけるITの具体的な活用については，山浦晴男『質的統合法入門―考え方と手順』[2012年，医学書院]第4章が詳しい。リレーショナル機能をもつソフトを使ってのデータのリンクについては同書p.126参照のこと。ただし，この本では基本的研究法としてKJ法を用いているので，読者がそれぞれ採用した研究方法に即した工夫が必要である

表1-b 表計算ソフトを使ってナラティブ・インタビューによる同一協力者の語りの内容変化および文脈発見の手がかりをキーワードによって見るフォーマット例*

インタビューが行われた順番＼キーワード	アトピー性皮膚炎	かゆみ	治療法への不安	社会生活での不自由	日常生活での工夫	医療者との関係	アトピーのない人生	皮膚と肌との違い	子どもとの身体接触	夫との性生活
1	30	18	16	—	—	5	—	—	—	—
2	25	10	12	—	—	3	—	—	—	—
3	20	7	—	15	1	1	—	—	—	—
4	18	—	—	12	5	—	2	1	1	—
5	20	—	—	—	6	—	4	4	3	1
キーワード合計	113	35	28	27	12	9	6	5	4	1

　例えば，慢性疾患の患者の体験を聞く場合，発病時期や受診した医療機関や受療時期，治療の内容などについては構造化したインタビューによって複数の研究対象者から同じ項目についての情報を得ることが必要になる。しかし，発病や病気治療が長期にわたったことが家族関係に影響を与えたかどうか，その影響の内容についての質問は，半構造化インタビューでなければならないだろう。

　なお構造化インタビューは，複数の研究者が同じ研究テーマに取り組むときには必要である。

　さらにはナラティブ分析のための**ナラティブ・インタビュー**がある。第3章で詳しく述べるように，ナラティブ・インタビューは研究の目的がはっきりしており，ナラティブ分析でなければ明らかにできない場合に採用するほうがよい。なぜなら，ナラティブ分析は長所も大きいが，データそのものがもつ偏りがあるうえに，**データ処理に多くの時間と労力を必要とし**，さらには，**語り（ナラティブ）の解釈に説得性をもたせるための分析力**が要求されるからである。

* この表から，キーワードの出現数だけでなく，出現の順序が重要であることを読み取ることができる。30歳代後半の女性であるこの研究協力者にとって，夫との性生活がアトピー性皮膚炎を抱えての生活の中で最も気がかりな事項であり，また，語りづらく，自分自身のアイデンティティーや尊厳と結びついた要素になっていることを推測させる

(2) 質問項目

質問内容は，研究設問に対応して立てられるが，質問項目と使われる言葉，その順序はインタビューの種類によって異なる。

構造化インタビュー：アンケート調査のようにすべての質問項目が順番も含めて決められているが，エスノグラフィーにおける聞き取り調査では，質問順序は調査の進行に応じて柔軟に設定される。インタビューに答えてくれる人の反応によっては，順序を変えることも必要である。

半構造化インタビュー：使われる質問のための言葉や質問の内容やインタビューに当てる時間や回数はかなり柔軟になる。質問に答えてくれる人の話を遮らないことが大切である。自由に話してもらっているうちに，思いがけない新しいデータが語られることがあるからである。

(3) ナラティブ・インタビュー

ヘルス・エスノグラフィー研究においてナラティブ分析は重要である。なぜなら，ヘルス・エスノグラフィー研究で中心的なテーマである**身体**について，その状態や苦痛や不快感，治療による変化の結果や当人のもつ身体の感覚やその変化について研究対象とする場合には，分析対象となる資料は当人の語る内容に大きく依存するからである。

ナラティブ調査とインタビュー調査との違いは，研究目的の違いとは別に，対象者が語る自由度，語る時間の長さ，そして，データの分析と解釈の違いがある。

(4) インタビュー資料の整理

インタビュー調査による資料整理の方法は，前述「観察」でのデータとほぼ同じでよい。ただし，インタビューが複数回行なわれる場合には，対象となる人が，それ以前に語った内容や回答と**違う**ことを述べる場合がしばしば起きる。その際には，その場で，前回あるいは前々回と異なることを言ったと相手に**指摘してはいけない**。なぜなら，**思い違い・記憶違いもまたデータである**し，あるいは語った内容を後になって訂正したいときには否定したいと考えていることもあり，**そのこともまたデータ**だからである。

その場合には最後のインタビューか追加のインタビューを依頼して，その食い違いを指摘したうえで，食い違った理由を質問することが大切である。

複数回インタビューが行なわれた場合の資料整理には，したがって，何回目のインタビューにおけるデータなのかが明記されていることと，回答や語りの食い違いがすぐにわかるようにデータ整理の際に工夫しておくこ

とが必要である。

　観察のデータと違い，インタビュー・データでは，インタビューに応じてくれる環境によって語る内容が大きく異なることが起きる可能性を考慮しなければならない。この場合の「**環境**」とは，

- インタビューに応じてくれる人（インタビュイー）の体調
- 精神状態
- 周りに他の人が同席しているかどうか
- 同席している人とインタビュイーとの関係
- インタビューを行なう研究者の属性

などを言う。

　「**属性**」とは，**性別**，**年代**，**職業**，**社会的地位**などのことである。研究者の属性がインタビュイーの語る内容に影響を与えることは，複数の研究者による共同研究を行なった場合に明らかになる。したがって，インタビュー調査の資料整理では，備考欄にインタビューが行なわれたときの環境とともに，研究者側に**同席者**がいた場合にはそのことも記しておく。

5 文書調査

　文書調査では何に焦点を当てるか，どこまで広げるかは，研究テーマによって異なる。インタビュー資料に重きを置く研究であっても調査対象の人が語る内容によって，文書調査が欠かせない場合も出てくる。

> **事例**
>
> 　アトピー性皮膚炎患者の語りの中で，「ステロイド剤の使用がアトピー性皮膚炎を悪化させるという記事を読んで治療を中断した」とあるなら，またその中断がその患者のその後の症状に大きく影響したと考えられるなら，これに関連した記事がどのようなものでどの程度一般の人々に信じられたかを新聞や雑誌の記事で確認することも必要になってくる。また，理学療法（PT）による回復訓練を受けている人の「回復」の意味を明らかにしようとする研究では，医療保険制度の改正によって，公的保険の対象となる入院リハビリテーションと通所リハビリテーションと在宅リハビリテーションとの関係の変化が，どのように患者の受療行動に影響しているかを，制度内容の変更に係る文言で確認することが必要になってくる。

文書調査は予備的研究でも，調査の進行中でも，分析の最中でもそのつど必要になってくる。

エスノグラフィー研究では観察や聞き取りに比べ，文書調査は軽くみられることが多いが，**研究テーマによっては極めて重要**なこともある。

STEP 4 テーマ設定・分析・議論

以下では，本章でこれまで述べたことをまとめ，研究の流れを再度確認する。

1 研究テーマ

研究テーマの設定には，第1章で述べたように，質的研究では多くの時間と考察を必要とする。なぜ質的研究を採用したかを**常に問い直し**つつ，研究テーマを検討する。研究テーマに，自分が抱いてきたそれまでの問題意識が反映されているか，研究テーマは明確であっても研究を実行するうえでの実現可能性は高いかなどの検討があらかじめ十分に行なわれなくてはならない。

研究計画書を提出したり，調査許可を取得したり，倫理委員会の承認を得たり，あるいは研究のための資金を申請するうえで適切な研究テーマが選ばれていなければならない。ただし，エスノグラフィーという方法を採用した研究では，これまで述べてきたように，既存の知識や思考の枠組みでは捉えきれない事象を対象とするため，調査を始めてみなければどのような事象が観察でき，人々からどのような情報が得られるかはわからない。先行研究は，ある程度しか参考にならないことを承知しておかなければならない。

そこで，研究テーマは，研究によって明らかにしたいと考えていることのおおまかな内容を示すもの，例えば，「アトピー性皮膚炎患者における受療体験と疾患の理解との関係」「進行するALS患者と専門的介護者とのコミュニケーションの方法と質」など，研究対象と研究者の関心や問題意

識を示す程度にしておき，意図的に漠然としたものにとどめておく。また，可能ならば，あらかじめ予備調査を行い，調査によって得られるデータの概要をつかんだうえで，研究テーマをより具体的に設定する。

2 研究設問

研究テーマが設定されると，調査を始める前に予備的な研究設問を設定する*。この研究設問は調査中でもデータの整理中でも追加されたり変更されたりする。中間的データ整理によって，研究設問はさらに増えたり変更される。いくつもの方法（参与観察，インタビュー，文書調査など）の組み合わせによるエスノグラフィー研究では，それぞれの方法で研究設問は設定されるので，また，それぞれの方法で集められたデータを整理検討していると，データ間の違いに気づき，その違いの背景を調べる必要も出てくる。こうして研究設問を新しく設定するうちに，研究テーマを変えなくてはならないことも出てくるが，それを研究の失敗と捉えるのではなく，**研究の新たな展開**と捉えなければならない。

* 研究設問については第1章を参照のこと

3 分析と議論

エスノグラフィー研究によってもたらされる議論のありようは，研究目的とその目的を達成するためにエスノグラフィーという方法を選んだことと深く結びついている。これまで知られていない，あるいは漠然としたイメージしか抱いていない対象を，その対象の内側に入り具体的に詳細に観察し聞き取り，そこにある意味を見いだそうとする。そうした研究の対象は常に生きているもの変化するものであり，そこで見いだされる関係性も人々の行為や言葉や制度の意味も変化する。したがって，エスノグラフィー研究においては，質的研究全体がそうであるように，その結論は「正しい結論」や「間違った結論」という評価ができない。**結論は，暫定的なもので常に書き換えられる可能性を含んでいる。**

このエスノグラフィーの特徴を，小田博志は次のように言う。

「エスノグラフィー研究の結論は，いずれの場合も絶対に最終的なものではなく，途中の答えです。さらに調査を進めればそれを覆す事実がでてくるかもしれません。別のエスノグラファーが現場に入ると違った答えを導く可能性もあります。エスノグラフィー研究の答えは『仮の』もしくは

『暫定的な』ものなのです。この『暫定性』はエスノグラフィーの欠点ではなくて，長所だと考えるべきでしょう。この暫定性ゆえにエスノグラフィーの知は人間的現実に近いものになるのです。常に途中であり，暫定的であることは人間が生きている現実の性質だからです」

（小田博志：エスノグラフィー入門，pp.211-212，春秋社，2010）

　重要なのは，読み手に研究者の議論が納得のいくものとして受けとめられることである。そのためには，**伝えるために最大の努力が必要である。資料の提示の仕方，議論を展開する順序，文章表現の工夫**に労力を惜しんではならない。

LECTURE

究極のエスノグラフィー：
自分自身をエスノグラフィーの対象とする

　マーフィー（Robert F. Murphy）による『ボディ・サイレント―病と傷害の人類学』（1987，辻信一訳，新宿書房，1992．新装版1997/平凡社，2006）は，脊椎の病気のため，徐々に身体機能が失われていく中で自分の身体状況と自分を取り巻く人間関係が変化していく様子を，文化人類学者としての目を通して記述した見事なエスノグラフィーである。「究極のエスノグラフィー」とするのは，ともすれば「自伝」になりがちな自身の体験をあくまで観察と分析の対象とし，自分をめぐる人々が，それと気づかないまま，徐々に彼に対する態度を変えていくエピソードを加えながら，人が存在することとは，身体の機能や外見，周りの人々との人間関係，社会的地位と役割，そして自分が自分の身体を感じる感覚とが入り混じった状態であることを見事に描き出している。

　長い闘病生活を「人類学者としての自分の長引いたフィールド・トリップ」という認識から，また，2つの目的，1つには身障者とその人が生きている社会との関係を明らかにすること，2つにはそれを通して人が社会に生きていくことの意味を考えることを目的として書かれていると彼は冒頭で述べている。

　この本の多くの個所に，身体を対象とした質的研究のヒントがちりばめられている。

第3章

質的研究における口頭資料の収集と分析

　本章では，質的研究における口頭資料の位置づけと種類，その整理の仕方，および，分析方法について述べる。

　質的研究では，口頭資料というとナラティブ・データを思い浮かべる人が多いかもしれない。しかし，質的研究全体で用いられる口頭資料からみれば，ナラティブ資料は一部であり，また，特殊な性格の資料とも言える。

　研究の多くの場面を考えてみると，研究の対象となる人々（研究協力者）にさまざまな問いかけをする。協力者は，問いかけに直ぐその場で答えることもあるし，他の仲間に尋ねたり確認したりして答えてくれることもある。また，もっている文書資料で確認したうえで先の情報を訂正することもあるし，より詳しい情報をもたらしてくれることもある。いずれにしても，対象となる人々の生きている世界をできるだけ詳細に，また，具体的に調べようとするなら，さまざまな場面で研究者のさまざまな問いに対して答えてくれた内容はすべて重要な口頭資料となるのであり，特別に設定した環境の中で長い時間をかけて語られるものだけが，口頭資料ではない。

◆　◆　◆

　ところで，当事者の生きている世界を明らかにし理解しようとする質的研究では，当事者が直接語る口頭資料は重要であるが，同時に，その内容の正確さや妥当性，「**真実性**」を担保することも，研究テーマによっては欠かせない。

　本章では，口頭資料とそれ以外の資料との**すり合わせの必要性**についても述べる。

STEP 1
口頭資料の種類

1 口頭資料の種類とその資料整理

どのような方法で口頭資料を集めるかは，**研究目的**によって異なる。また，その資料をどのように整理し分析するかは，資料の種類と資料が占める研究全体での**位置づけ**によって決まる。

第2章において述べたように，質的研究では当事者による口頭資料は重要な位置を占めている。ただし，口頭資料の分析方法は，資料の種類，研究全体の中で占める口頭資料の位置づけ，資料収集の方法，資料内容によって異なり，一様ではない。資料の内容に応じた適切な分析方法が選択されることは研究目的に沿うだけではなく，効率的に研究を進めるうえでも，また，研究に協力してくれた語り手の厚意に報いるうえでも重要である。

口頭資料の種類は，**(1) 資料収集の方法**（アンケート用紙を用いての一問一答形式か，質問に対し比較的自由に語ってもらう半構造化インタビューとよばれる方法か，ナラティブかなど），**(2) どのような状況で質問と回答が行われたか**（場所，聞き取りの回数と期間，研究者と語り手が1対1か，グループにおける聞き取りか，聞き取りの場に第三者がいるかなど），**(3) 語りの内容が語り手にとって順序立てて語りやすい内容か，それとも語りにくい内容か**。語りながら次第に語り手自身が解釈し直したり，記憶を取り戻したり，あるいは，既に語った内容を取り消すなど逡巡を伴うものかそうではないか。

以上のことを，事例1〜3を通して詳しく説明する。

2 半構造化インタビュー資料とその整理

> **事例**
>
> 「老人福祉担当者における〈老人福祉〉の理念がどのような変化を遂げてきたか，それは日本における老人福祉全体の変化とどのように連動しているか」という研究設問を立てた場合，老人福祉施設の運営に長年にわたり携わってきた福祉関係の人からの聞き取り資料（口頭資料）は重要になる。日本社会全体におけるに制度の変化，それについての社会的理解の広がり，制

度と実践との間の乖離，どのような困難があり，どのような工夫が求められたかについて，運営当事者自身が語る内容は研究において中心的なデータとなる。

　研究者側からの質問は，「老人福祉」について協力者がどのように考えているかについてはもちろん，施設が位置する地域の家族制度を含む社会的環境，福祉についての地域住民の理解の程度，自治体の老人福祉への取り組み，発足当時からこれまでの施設の規模や利用者の変化など，多岐にわたる。同時に，質問はあらかじめ十分に検討され組織化（構造化）されていなければならない。協力者に自由に語ってもらう形式ではあるが，聞かなければならないことについては，何度も確認したり，質問の内容を理解していないと推測される場合には表現を変えて問い直すことも必要である。なぜなら，日本では近年まで老人は家庭において扶養されるべきとする考えが根強く，老人福祉という考え方の普及には，施設の運営の内容が広く地域で知られるようになったことが大きく影響し，施設運営者や担当者の「老人福祉」の理念の内容は大きな影響力をもったからである*。したがって，この口頭資料の分析結果は，これまでの老人福祉の当事者における理念を明らかにするだけではなく，今後の老人福祉政策の望ましい方向性を決めるうえで重要な示唆を与えることになる。

* 同様のことが2016年現在，精神福祉法の改正により地域で精神障害者を包括的に支援する動きが実現する中でもみえてくる。精神障害者の社会復帰を目指して就労および就労のための訓練を含めた機能をもつ事業所が各地で設立されつつある。事業所の運営の実際は，事業所を運営する当事者の精神福祉の理念に大きく依存していることが明らかになってきている

　この事例1では，当事者の語りは，研究者があらかじめ組み立てた質問に答えるかたちになる。語りの内容は重要であるが，記録された語りの一文一文ごとを分析するようなナラティブ分析の必要はなく，また，語られた順番はそれほど重要ではない。むしろ，語りの内容を，文脈を重視し，適切に立てた項目ごとにまとめることが重要となる。

　また，このような研究テーマでは，法制度や自治体の施策が現実にはどのような変化を遂げたかの文書調査を並行して行なうことによって，語られた内容の重要性と意味は一層明らかになる（**文書資料との併用**）。

3　ナラティブ分析

事例

　アトピー性皮膚炎などの慢性疾患に長年苦しんできた経験をもつ人に，発病以来生活に生じた支障はどのようなものか，自分の身体をどのように捉えているか，病気にどのような意味を見いだしているか，医療者と医療をどのように捉えているか，症状が長引くにつれて周りの人々との関係はどのように変化したかなどついての語りの資料の性質は，上記の事例とは全く異なる。語りの内容は上記の例では，インタビューの回数を重ねても内容自体に

> 大きな変化は生じない。より詳細になったり，記憶を掘り起こしたり語り手自身が記録を調べて前回の内容を訂正することはあっても，語られた内容に質的変化が起きることはない。しかし，この研究例では，インタビューを重ねるごとに，新しい内容が追加されるだけでなく，語り手自らの解釈に変化が生じることは頻繁に見られる。また，聞き手である研究者への語り手の評価（自分が語っていることを研究者がよく理解しているか否かなど）が変化するに従って，語りの内容がより深くなったり，より個人的な経験が語られるようになるなど，大きく変わる可能性もある。何回目のインタビューでどの内容が語られたのか，その回のインタビューの全体のどの時点で，どのような文脈においてそのエピソードが語られたのか，語りの内容の順番，使われた言語表現，研究者の質問内容と語りの内容の照合，語り内容の変化など，詳細な分析が必要となる*。つまり，「**ナラティブ分析**」とよばれるものである。

* 第2章p.41の〔表1-b〕と脇注を参照のこと

「ナラティブ分析」とよばれるものは，語り手の1つの文章，1つの単語，同じ表現が繰り返される頻度，まとまりをもった語りの内容が現れる順序，同じ内容が異なる表現によって語られる場合のヴァージョンなどに注目し，細かな分析を行なう。それは，研究者が，**語り手自身さえ認識していない意味**をその語りから見いだすことを最終目的としているからである。

語りの解釈において語り手が気づいていないことまでも研究者が妥当性のあるものとして示すには，それ相当の理論的根拠と分析方法が示されなければならない。文脈ごとに語りを切り取り（質的研究では「**切片化**」とよばれることが多い），同じ内容の文をグループ化（「**カテゴライズ化**」）し，そのグループの内容を最も適切に示すと考えられるタイトルをつける。

文脈の読み取り，キーワードやキーフレーズ，キーセンテンスの発見，語りの内容の時間的変化，同じ内容の語りの出現頻度などに注目し，丁寧に手順を踏むことによって，語り手が伝えようとしている意味を，妥当性のあるものとして，明らかにすることができる。

この手順を語り全体に繰り返すことによって，研究者は客観的に見て妥当性の高い解釈を，語りに与えることができる。

このようにナラティブ分析は同じ分量をもつ口頭資料の分析の中で，**最も時間と労力を必要とする方法**である。したがって，研究目的が語り手からそれほど深い意味を引き出すものでない場合や語り自体が深い内容をもたない場合には，このような分析は**必要でない**。

STEP 2 口頭資料の研究上での位置づけと評価

　口頭資料の研究上の位置づけは，研究テーマや研究目的，収集されたそれ以外の資料との関係で決まる。

1 研究上の位置づけと資料整理

　口頭資料をどのようなかたちで整理するかは，STEP 1 (p.48) で述べたように資料の種類によるが，また，口頭資料が研究全体で占める位置，重要性によっても決まる。既に過去のものとなった現象や事実を調べようとする場合には，研究者による直接の観察ができない。その場合には，当事者の語ってくれることが最重要の資料となる。文書記録がない場合にはなおさらである。

　口頭資料の整理では，誰が，何時，どこで，どういう状況で語ったかを確実に記録することが必要である。語り手の経歴や地位が経験や理解の内容を決定するので，個人情報を漏らさないことを約束したうえで，できるだけその語り手自身のことを聞いておくことが必要である。さらにまた，「もし，これと同じようなことをお尋ねするとすれば，ほかにはどなたがいますか」と尋ね，その人物の名前や住所を記録しておくことも必要である。

　語られた内容の正確さや出来事についてのその人の下した評価の偏りも考慮しなければならない場合，別の人物からの口頭資料も必要である。

2 口頭資料の内容評価

　かつての民族学＊，その後の文化人類学の研究では，文字をもたない人々を対象とすることが多かったから，口頭資料が過去についての資料のすべてであった。そのため，語られた内容が正確であるか，妥当性があるかを確認するためにさまざまな工夫が必要であった。1つには，複数の人に同じ質問をし，その食い違いを明確にしたうえで，違いが起きている原因を明らかにする方法である。語り手の性別や年齢や集団の中で占める地位や役割，個人的な能力の差によって生じる経験の違いが大きく，それが語りの内容に違いをもたらすことが明らかになった。語りの内容自体の重要性もあるが，「立場によって経験は異なり，理解や解釈は異なる」とい

＊ 第2章STEP 1 (p.22)を参照のこと

うこともまた重要な研究資料であった。

　このような民族学・文化人類学での成果は，現在，質的研究では基本的な前提となっている。当事者の世界についての当事者の視点からの語りは重要であるが，同時に**研究者自身が行なう語り資料のデータとしての評価も必要**である。語ってくれた人の属性や集団内での地位や果たしてきた役割，時には人物評価も交えたうえで，語られた内容の妥当性や情報量や情報の傾向について評価しなければならない。

3 口頭資料を分析するうえでの問題点と対策

　ナラティブ分析を除くと，口頭資料が抱えているかもしれない問題は，何よりも語られた内容の正確さ，妥当性の検証と評価である。俗な言い方で「裏をとる」というが，似た立場の当事者に同じ質問をすると，必ずと言っていいほど，どこかに食い違いがある。ナラティブ分析であるなら，それは個人ごとの経験の違いや解釈の違いを示すものとして重視されるが，過去の出来事や事実関係がデータとして必要な場合には，語られたデータそのものの検証や評価が必要になってくる。

(1) 対処方法①──作表による推測

　その場合にできる対応策の1つは，語ってくれた人ごとに同じ項目やエピソードについての語りの内容を整理して表にし，どこに違いがあるか，何が違いをもたらす要素になっているかを推測することにより，個々のデータの評価がある程度可能になる。データの真正性が問われるような研究では，こうした手順が必要になる。また，現実に起きたことは1つであっても，その事実についての情報の伝わり方や理解の差異を生んでいる要因を明らかにすることにもなる。

> **事例**
>
> 　ある病院で医療過誤がたびたび起きたことから，「どこに過誤の原因があるかを明らかにし，過誤を繰り返さないための対策を立てる」という研究テーマにおいては，過去に起きた医療過誤の1つひとつを当事者から聞き取りして何が現実に起きたかを明らかにすることが必要になってくる。時間経過とともに，事故が起きてからの記憶違い，意図的な情報隠しや，無意図的な記憶喪失は大きくなり，現実に起きたことの全体を再現することは困難である。そこで，少しでも現実に起きたこと（真実）に迫るためには，当事者

> 全員からの繰り返しの聞き取りが必要である。

　聞き取り資料（口頭資料）は，語り手の病院内での職種，地位と行動役割とを明記したうえで，個々の語り手ごとに，内容を項目ごとに整理し，食い違いがあればそれらを照合し，その後で語られた内容を評価することになる。その場合，医療過誤が起きたときの前後でのその人の医療行為全体における役割，具体的な行動も含めて過誤との関わり方，医療行為における責任の取り方（取らされ方）が語られた内容の評価に繋がる。資料整理の方法はナラティブの場合とは異なるが，細かな作業を必要とする。

(2) 対処方法②——文書記録との照合

　いま1つの対策は，文書記録との照合である。エスノグラフィーでは文書記録の調査は重要なデータ収集方法とみなされている。エスノグラフィーでなくても聞き取り資料が重要な役割を占める研究では，文書記録の収集と分析は聞き取りによる研究をより妥当なものとするだけでなく，研究内容に広がりをもたせることになる。上の医療過誤についての研究事例では，患者のカルテや医療日誌，看護日誌，薬剤の使用記録などの文書資料の分析が同じように重要資料となる。

　先に示した【事例1】では，当事者の語りの内容がどれほどの重要性をもつかは，日本全体の老人福祉の歴史研究，政府の老人福祉政策の記録，当該の自治体の行政記録などと照合することによって，その正確さや妥当性とともに検討できる。それだけでなく，**語り手の果たした役割**や個人的な能力までも浮かび上がってくる。

　言うまでもないが，文書資料がない場合にはこうした照合はできないので，過去における事実関係についてはできるだけ多くの人々からの聞き取り資料を重ね写し（スーパーインポーズ）のように重ね合わせ擦り合わせて推測することもできる。ただし，そこで浮び上がってくるのは過去の「事実」というよりも，人々が後世に伝えたいという意思が働いた対象だと考えられる。

第**4**章

糖尿病患者の質的研究
異なる研究テーマと方法による2つの事例

　本章では，同じく糖尿病患者の生活世界を研究対象としながら，異なる研究目的と研究テーマをもつ2人の学生の研究方法と手順について述べる。それによって，質的研究の多様性を示す。

◆　◆　◆

　1人は**看護師**として臨床に当たりながら**看護研究科**の大学院生として学位論文を作成するに当たり，その目的を，「糖尿病患者がより積極的に治療を継続し今後も病気を抱えながらも〈健康に〉生活するための看護支援プログラムを開発する」としている。
　いま1人は，人文系の学部で文化人類学を学んだ後，大学院では**医療人類学**を専攻していて，学位論文の目的を「高齢化社会において慢性疾患や障害を抱えながら日常生活を送る人々が増加する中で重要性を増す健康生成論の可能性を明らかにし，それによって〈健康〉概念を再検討する」としている。その目的に沿うものとして，慢性疾患である糖尿病を研究対象として選んだ。

STEP 1

本章で糖尿病を研究事例とする理由

　研究対象の選択は，研究者自身の問題意識および学問的背景を検討したうえで，**戦略的**でなければならない。以上のことを受けて，本章で研究事例に糖尿病を選んだ。その理由は次のとおりである。

　1）糖尿病は「生活習慣病」の代名詞に使われるほど，患者の**生活習慣**の影響を受けやすい病気とされている。糖尿病治療のレベルが上がり，糖尿病そのものの医学的解明が進み，また患者数が増えるにつれ，「生活習慣」の内容が食事や運動量だけでなく，睡眠や就労状況，精神的ストレスなども含まれることがわかってきた。また，遺伝的要因についても急速に解明が進んでいる*。

　個人の生活が多様化している現在，医療者は，複雑な発病機序をもつ糖尿病の患者の生活には大きな個人差があることを前提としなければ，適切な治療指導ができないことに気づいている。さらには，より効果的な治療指導を行なううえで，患者自身がまだ気づいていない，治療を阻害している要因を見いだし，患者が治療に専念しながらも，食生活をはじめ生活上のさまざまな制限を受容して，生きることに積極的な意味を見いだす手助けをすることが，患者のコンプライアンスを高め治療効果を上げることになるとも考えられている。そこで，患者の生活内容や生きていることの意味，病気観，健康観，身体観を総合的に把握する質的研究の研究対象として適切だと考える。

　2）糖尿病は，1型糖尿病を除き，患者個人の長年の食習慣をはじめとして生活習慣の積み重ねが発症の要因として大きく関わっているとされる。しかし，文化人類学や社会学の基本的な考え方としては，**個人に現れた行為や現象は，個人にとどまらず，社会全体にそれを引き起こす要因がある**とする。患者個人を通してその背景となっている日本人の生活を総体的にみようとする場合，生活の中の複雑な要因を発病機序とする糖尿病は適切な対象である。

　3）「**食べる**」ということは誰もが日常的に行なう行為である。その行為の意味が摂食障害や糖尿病を抱えると従来とは異なってくる。摂食障害は「普通には食べることができなくなる」障害であり，糖尿病では，食べることが極端に「医療化」される。どちらの場合も患者においては食べることが強く意識化されていると推測され，食物と食べるという行為をする自

---

* 荒木栄一：2型糖尿病，岩本安彦他編集：糖尿病最新の治療2013-2015, pp.58-67, 南江堂, 2013. 一般向けには，京都大学糖尿病内科ウェブサイトがわかりやすく解説されている (http://metab-kyoto-u.jp/to_patient/online/a006.html 2016.9.15確認)

分と自分自身の身体との関係が一般の人と大きく異なっている可能性がある。

糖尿病治療の過程で患者が抱くことになる食べることと食べ物の意味は特異な事例であるが，**特殊事例から普遍性を見いだしていくのもまた，質的研究の特徴である**。

STEP 2

看護学と医療人類学，それぞれの研究事例

ここで専攻も研究目的も異なる2人の大学院生，鈴木さん（看護学）と田中さん（医療人類学）それぞれの学位論文を作成する過程を示す。

鈴木さん（看護学）の事例

看護学専攻の鈴木さんは10年近い看護師の臨床経験のうち，最も長く関わった糖尿病患者の看護ケアにおいて，食行動の改善が難しく，また，治療に積極的でない多くの患者に出会った。その原因と背景について明らかにしようと，修士論文では半構造化インタビューの方法によって，患者の家族関係を含むさまざまな生活環境，日々の行動や病気についての患者の認識，また，病気治療がもたらすストレスについての語りを分析した。その結果，患者は，糖尿病を発症する以前から，治療効果を阻害していると推測される要因を既に抱えていたことが明らかになった。また，患者の側が治療を積極的に捉えていて，「治療のための行動も生活の一部であり，治療と折り合いながら生活を楽しむ」ことのできる場合には病気はよくコントロールされていて，逆に，消極的に捉えている場合には重症化に繋がっていると結論できた。また，積極的な態度も消極的な態度もその形成に，発病後の治療の過程で形成された医師や看護師との関係が関わっている可能性が推測された。

その研究成果をふまえて，博士論文では「糖尿病患者の<u>主体的治療態度形成</u>をもたらす<u>患者理解と生活指導の方法</u>」を研究テーマにしたいと考えている。

田中さん（医療人類学）の事例

田中さんは医療人類学を専攻しており，修士論文の研究テーマは<u>摂食障</u>

であった。「食べたくても食べられない」拒食状態のため治療を受けている女性たちの語りをナラティブ・アプローチによって分析した。研究で明らかになったことは、「食べる」という行為は人間関係をはじめ、周囲を見るその人の「まなざし」を含めその人の生きている状況全体に関わること、また、その人の生活における食の環境と、大きくは現代日本の食に関わる文化に根ざしているということである。摂食障害は、個人差はあれ、それまでのその人の生活の中での食べることの意味づけが関わっていること、また、さまざまな要因によって、それが変化したことが発症の引き金になっていることであった。

　博士論文では、行為においては拒食症状と反対に見える「医師の指示された以上に飲んだり食べたりしてしまう」「食べたいものが自由に食べられないことに強いストレスを感じる」糖尿病患者においては、食べるという行為が「自然」ではなくなり極端に「医療化」される。その結果、「食」が患者本人にとってどのような意味をもつようになっているのかを明らかにしたいと考えている。多様な食品があふれ、簡単に口にすることができるファーストフードがいつでもどこでも手に入る食環境の中で、患者は、状況は対照的とはいえ、摂食障害の患者と同じく食べることに強いこだわりを感じさせられる日々を送る。しかし、患者は一方的に「医療化」された生活を送っているのではなく、治療のために制限された生活の中で、糖尿病を抱えているからこそ、食べることに特別な意味を与え、生きることの積極的な意味を見いだしているとも推測できる。そのような患者の事例を集めることによって、治療効果が上がらない患者への新たな治療指導に応用できることも目指して、「糖尿病患者における医療化された生活から〈健康生成〉への転換の可能性」を研究テーマにしたいと考えている。

◆　◆　◆

　この2つの事例は、**研究対象は同じである**が、2人の学生の基礎となる学問領域が異なり、研究の目的も研究テーマも**異なる**。同じく質的研究の方法を採用しながら、詳細においてどのように違うかを示す。さらに、研究手順については、学位論文を提出する大学や研究科によって異なることを前提とする。

　2人の研究手順のうち重複するものはどちらか一方を省いており、それぞれの学生の研究テーマに従って、詳しく示す部分と、概略を示す部分とがある。

　なお、糖尿病を対象にした研究は優れたものが既に数多くあるし、現在も進行中だと推測される。ここで示した2つのテーマは、研究手順を述べ

るため便宜上設定したものである。

STEP 3
研究事例（1）鈴木さんの研究準備（看護学）

　鈴木さんは，いくつかの質的研究のテキストを参考にしながら，次のように研究を進めることにした。

1）自分が抱いている問題意識を明確にしたうえで，問題意識のレベルに留まらず，それが研究対象となるかどうか検討し，暫定的にテーマを定める。
- 既に多くの優れた糖尿病看護ケアの研究は報告されている。さらに新たなケアを開発する必要があると自分が考えるのはなぜなのか，既存の研究にさらに何を加えるべきだと自分は考えているかを明確にする。
- 合併症を発症し，重症となってはじめて来院する糖尿病患者に対して，できるだけ早くその人に最も適した看護指導を見つけ出すための看護ケアの開発が必要だと考えてきた。これまでも患者個々人の特徴をつかみ，その人に最も適切な指導をしてきたはずであったが，その結果は，経過期間には差があるものの，重症化への道筋は止められていない。それは，看護指導が「指示」に傾き，既に見直されたはずの「医療のパターナリズム」がなおも医療者側にあり，患者の側に立ってその人の生活を見ていないからではないかと考えている。

2）研究目的，研究計画，到達する研究目標を，指導教員のアドバイスを受けながら作成する。
3）研究計画が審査委員会の承認を得た後，具体的な研究手順を定める。

　①糖尿病看護について自分がこれまで蓄積している知識を点検する
　②糖尿病看護についての文献調査を行なう
　③糖尿病ついての医学的な最新の情報を集める（修士論文では，文献調査は糖尿病看護についてだけ行なったが，博士論文においては，看護指導は，患者の主治医がどのような治療を行なっていて，その治療内

容がどのように患者に説明されているかが考慮されなければならないことから，看護学だけでなく，糖尿病に関する医学の基本的知識を再確認し，新しい治療内容を確認する必要性を強く感じている）

④治療上，そして，看護指導上問題を抱えている患者の事例と，診療科でのカンファレンスで特に注意が必要とされて取り上げられたことのある事例からデータを集める

⑤問題を抱えていると思われる患者の生活環境および糖尿病について患者自身が理解し治療に見いだしている意味について，これまでの看護指導の過程で患者が語った内容をデータとして抽出し整理する

⑥データを分析する

⑦分析に基づき，さらなるデータを，半構造化インタビューによって治療中の患者から聞き取りする（なお，患者からの聞き取りに関しては，施設長および診療部の責任者の許可を受ける。施設内に倫理委員会が設けられている場合には，委員会の審査を受ける）

⑧異なる時期に集めたデータから共通する要素を見いだし，整理し分析する

⑨論文を作成する

⑩論文審査に備え，補足的文献調査として，質的研究についての文献を読み，整理する。自分の作成した論文が質的研究として十分な分析と議論ができているかどうかを点検する*

* 後で述べるように，量的研究が主流の学問分野では，質的研究を選択した理論的根拠，データ分析の理論上の正当性が問われる。それに対して十分な準備が必要である

LECTURE

フィールドワークは愚直に，データ分析は緻密に，理論展開は鮮やかに

これは文化人類学研究者の理想の姿を表す標語のようなものである。この標語内容は，文化人類学だけではなく，質的研究全体にもあてはまるだろう。

著名な文化人類学者の中にはこの標語で示されるような三拍子そろった人もいるが，フィールドワークはほとんど行なわないが，鮮やかな理論を展開し長い間にわたり文化人類学だけでなく他の分野に多大な影響を持ち続けているレヴィ＝ストロース (Claude Lévi-Strauss) のような人もいる。一方，理論展開にまでは至らないものの，優れたエスノグラフィーを著し，多くの人類学者が自分の集めたデータと参照することができるようなデータ，新たな理論展開のための土壌となるデータを提供する人もいる。3つのうちどれか1つは落としてもよいだろうが，データの緻密な分析だけは欠かすことができない。

STEP 4
研究事例（2）田中さんの研究準備（医療人類学）

1 問題意識の明確化と暫定的な研究テーマの設定

「普通に食べられなくなる」摂食障害とは反対の状況とも言える「食べたいのに食べることを制限しなければならない」糖尿病についての予備的研究で，人間にとって最も基本的な行為であり，社会的関係の媒体でもある「食べる」という行為に対して，糖尿病治療は患者に対してどのような変質を迫るかに関心をもつようになった。

しかしながら，「医療化」の極端なケースとも言える糖尿病治療において，患者は一方的に，食べることを「医療化」の文脈に閉じ込めているだけなのかと疑問を抱くようになった。そこで，患者自身が治療を経験する中で，治療そのものを「健康生成」のきっかけだと見なすようになっているのではないかという推測を立て，それを暫定的な研究テーマとして定めた。

田中さんはさらに次のようにも考えた。患者は，重症であればあるほど医療者の指示に従わなければ生命が危険にさらされる度合いが高くなる。糖尿病治療では治療期間が長く，一生治療を受ける患者が多い。医師は，長年にわたり同じ患者の治療に関わり，患者の身体状態や生活がどのような経過をたどるか知る頻度が高い。完治治療が可能な疾病とは異なり，患者に対して医療者の間には共通した「糖尿病患者観」とでも言うべきものが形成されている可能性がある。そこには，既に否定的にとらえられている「医療のパターナリズム」が潜んでいるのではないか。それが，かえって治療を阻害しているケースもあるのではないかとも考えるようになった。

2 研究手順

1) 文献調査：文化人類学的，医療人類学的文献および糖尿病に関する基本的知識を得るための文献調査（糖尿病に関する疫学的資料および糖尿病医療，糖尿病看護，合併症に関する基本的知識を得るための文献調査）
2) 暫定的研究テーマと具体的な研究方法，また，研究計画について指導教員のアドバイスと承認を得る
3) 医療機関を通しての，研究のためのインタビューに応じてくれる研

協力者（患者および糖尿病治療に関わっている医療スタッフ）への依頼
4) インタビュー調査の実施
5) 調査データの整理と分析
6) 5)に加えて，修士課程の研究テーマであった摂食障害の患者における「食べる」という行為と食べ物について患者が抱くようになっていた意味についての田中さん自身の分析結果を参照にしながら，糖尿病患者においては食の意味が病気治療との関係においてどのように変化したかを分析する（質的研究においては，研究対象をより広い文脈で分析するために，異なる対象の事例を参考にすることは重要である。この場合は，食べるという行為は同じであっても，当事者がその意味を異なってとらえている摂食障害を参照することは，糖尿病患者における食べるという意味の発見と理解に新たな視点を与えることになる）
7) 患者の聞き取りの中に，食の「医療化」に対抗するかたちで，さまざまな食事制限を守りながらも，食べることや生活全体に積極的な意味を見いだしている行為や認識がないかどうかを調べる
8) 論文の作成

3 研究の実施上の留意点

(1) 文献調査およびその留意点

　修士論文で取り上げた摂食障害は，全国での患者数が少なく，専門的に治療を行なう医療者が少ないために，文献調査は海外の文献を含めても数は比較的少なく，限られていた。それに対し，糖尿病は患者数が多く，合併症が多岐にわたるため，専門的研究者や医療者の数は大変多く，どの領域の，どのような論文を読むかの枠組みをはっきり定めなければ計画に沿った研究が進められないことがわかった。そこで，研究テーマを十分に考慮したうえで，次の順序で文献調査を行なった。

　ただし，新たな領域の論文を読み始めた後でも，疑問が生じた場合には，既に調査ずみの領域での新たな文献を探し資料を集めた。

❶文化人類学，医療人類学における糖尿病に関する研究論文および書籍

　文献を読む場合，博士論文においては，研究の独創性となんらかの新しい発見を求められることから，文献に示されている分析内容や研究成果についてだけではなく，先行研究ではまだ何が取り上げられていないか，まだ明らかにされていないかを注意深く読むように留意する。

❷糖尿病看護に関する文献

　糖尿病そのものについての医学的知識の前に，患者がおかれている治療環境，それによって変質が迫られたかもしれない，食べる行為と食べ物についての意味を推測するうえで，看護指導の内容を先に知ることのほうが，医療の専門家ではない田中さんにとっては糖尿病の概要を知るうえで効率的だと考えた。

❸糖尿病の治療指針に関する文献調査

　刊行されたのが最新のもの，5年前，10年前のものの3種類を読み比べた。糖尿病患者は長い治療歴をもっている。その間に病気の解明と治療指針は急速に進んでいる。長い間の受療歴の中で患者が知識としてもっている糖尿病および治療の具体的な内容が最新の指針とずれがあることが推測される。その結果，患者は，現在医師の指示している治療内容を，かなり以前の治療開始時期に獲得した知識によって理解していることもあると推測される。

　患者のおかれている環境全体を把握しようとする質的研究では時期的に異なる治療内容を読み比べることは必要な文献調査だと考える。

❹糖尿病そのものについての基本的知識を与えてくれる文献調査

　どの文献が適切であるか，インターネットの学術情報＊で検索し，さらに，作成した文献リストを，糖尿病研究の専門家に見てもらいアドバイスを受ける。田中さんの研究テーマは患者のおかれている生活，あるいは生存の状況であるが，病気がその生活や生存のあり方に大きく影響していること，患者の病態や体験を理解し，予測される患者の今後の身体的状態を考慮する必要から，糖尿病についての基本的医学知識は欠かせないと考える。また，生活環境との関係を考えるうえで重要な資料となる疫学的研究の文献も対象とする。

＊ MEDLINE（メッドライン。米国の国立医学図書館による医学・生物学分野の文献データベース。1997年からPubMedとして無料公開 http://www.ncbi.nlm.nih.gov/pubmed）を筆頭に，国内では医学中央雑誌による医中誌Web（http://login.jamas.or.jp/），医学書院と提携社・学会によるMedicalFinder（http://medicalfinder.jp/）などの電子情報検索サービスがある

(2) 文献資料を整理するうえでの留意点

　田中さんは，修士論文を作成したときの経験から，文献が修士論文で読んだものの数倍になることをふまえ，文献資料を，1つの領域を読み終えるごとに，次の方法で整理しておくことにした。

- 文献数が多いため，研究目的とテーマから外れないように常に目的とテーマに立ち返りつつ，文献を読み進む
- 文献ごとにその概要とコメントを記し，キーワードを付けてリストにしておく

- 1つの領域の文献を読み終えるごとに，それまでの文献調査で得た資料を元に，博士論文の仮の章立て，節立てに従って，文章化しておく。
- 最後には統合することになるが，1つの領域ごとに文献リストおよび引用箇所の暫定的なリストを作る。
- 博士論文を作成するとき，引用文に誤りが生じないようにするため，引用箇所と引用文献の奥付のコピーを作りファイルする。

(3) 補足的文献調査

専門的治療機関の分布を調べる。

糖尿病患者へのインタビュー調査を続けるうちに，糖尿病治療を専門とするクリニックや総合病院の診療科に，さらには，専門医の分布が地域ごとに偏りのあることがわかった。それまでの治療歴において，患者が治療を受けるときの専門医へのアクセスの良いか悪いかが，糖尿病を悪化させているかそれともよくコントロールされているかに影響していることが推測された。

そこで，糖尿病治療を専門とする学会組織から，専門医の地域的分布についての資料を得ることを試みた。

文化人類学では，研究対象から得たデータを可能な限り**広い文脈ないしは多様な文脈**で分析する。研究協力者である糖尿病患者の治療に対する知識や態度を決定している要因は，患者個人や患者の現在の医療スタッフのみにあるのではないとする視点から，この補足的調査は重要である。

LECTURE

文脈（コンテキスト）の発見と検証は方程式を立てその解を求めるようなもの

方程式を立てる場合，「イコールで結ぶことができるものは何か」をまず見つけることである。どのように入り組んだ文章題でも，その中から同じ数量になる関係をまず1つ見つければ，それを式として立て，解を求めることができる。最初の一歩は，何と何とが同じなのか，を発見することである。

文脈を発見しようとする場合，同じように，多くのデータの中から明らかに関係すると思われる組み合わせをまず1つ見つけることである。

例えば，リハビリテーションの観察記録の中に，複数の患者が突然治療に消極的になることと，それらの患者がいずれも退院直前であることを発見すれば，治療への意欲の減退は退院後の自宅での生活状況やリハビリテーショ

ンの継続への不安と結び付いていると仮説的に考えてみることができる。次いで，方程式で，解を見つけた後には式に解である数字を入れて方程式が成立していることを確かめるように，退院直前でも治療に意欲的な患者がいないかどうか，いるとすれば，その患者の退院後の生活と，先の消極的になる患者の予定されている生活の状況の違いを比べることによって，先の文脈を検証することができる。さらに，態度の異なる2つのグループの患者たちへの聞き取りデータによって補強され，仮説は結論となる。

STEP 5
半構造化インタビューの実施と分析

1 インタビュー調査の目的とインタビュー項目との関係

　研究目的を達成するためだけではなく，インタビューに協力してもらう人びとの負担軽減を考え，質問項目は十分に検討されていなければならない。検討の要点は，自分が何を明らかにしたいか，それにはどのようなデータが必要かを，作業的な仮説にそって，検討することである。何人かのインタビューが終わった段階で，試験的にデータを整理し，そのうえで必要なデータが得られているかどうか，検討することが重要である。田中さんの研究を題材として説明する。

2 インタビュー調査の留意点

　インタビューを行なう際には，研究協力者である患者および糖尿病治療に関わる医療スタッフに「**研究に協力してよかった**」**という感想**を抱いてもらえるよう努める。できれば，質問に答えるうちに，自分がおかれている環境について，相対的視点をもつに至ってくれることを理想とする。そのためには，研究の目的，研究者の研究歴，研究成果の公表方法，予想される社会的貢献について，明確な文章にして協力者に手渡す。文書には研究者の所属および連絡先を記す。また，研究協力に同意する文書に署名してもらう。

研究協力者の負担を考えて，1回のインタビュー時間を**最長60分**とする。再度会えない場合のあることを考えて，最も基本的な情報を最初に聞いておく。

　そのために，どのインタビュー項目で得られたデータが自分の研究仮説のどの部分に関係するかを見定めたうえで，**質問の順序と内容**を決定する。

　研究協力者が，いずれかの質問項目に答える中で病気や闘病生活について詳しい話を始めたときは重要な情報が与えられていると考えて，**残されている質問に移ることにこだわらない**。

3 インタビュー（1）糖尿病患者へのインタビュー

　名前，生年，治療年数などの協力者についての基本的なデータについて尋ねたうえで，以下の質問をする。

(1) 協力者の病気についての基本的知識と病歴
　a. 糖尿病という病名を診断ではじめて告げられたのはいつか
　　それはどういう機会か（定期健診／人間ドック／何かの病気の治療中）
　b. 糖尿病に罹患していると知らされて何か対応をとったか（食事に注意する／飲酒に注意する／運動量を増やす／糖尿病治療のため受診する）
　c. 糖尿病治療をはじめて何年目か
　d. 治療の開始からこれまでに治療を中断したことがあったか
　e. それはどのような理由か
　f. 現在の診療科以前に受診していた病院あるいはクリニック名を差し支えなければ，教えてもらいたい。また，現在の診療科に変更した理由を，差し支えなければ教えてもらいたい
　g. はじめて糖尿病を発症していると知ってから，現在までに病状はどのように変化したか
　h. 合併症はあるか。差し支えなければ，どの程度の症状か教えてもらいたい
　i. 現在受けている治療の内容について差し支えなければ教えてもらいたい
　j. 医師や看護師の治療指導がどのようなものか，差し支えなければ教えてもらいたい

(2) 治療上の困難とそれへの対応

k. 治療上の指示に従ううえで最も困難を感じていることは何か
l. そのような困難に具体的にはどのように対処しているか
m. 食事や飲酒に制限があることが，社会生活を送るうえでどのような不自由をもたらしているか。それは具体的にはどのような場合か
n. 「治療のため」，「糖尿病を悪化させないため」ということはわかっていても，医師や看護師の指示にストレスを感じることはあるか
o. 指示や指導に反発を感じることはあるか。それはどのような指示か。

(3) 治療上の困難を克服し健康生成論形成へ向かう兆しあるいはその形成過程

p. 血糖値を計り，食べたものの内容とカロリーを計算し，それを記録する，運動量を記録する，薬を飲む，インスリン注射をするなどの治療上の行為をどのように感じ，考えているか
q. (否定的な答えに対する質問)
r. (肯定的な答えに対する質問)
s. 糖尿病を予防するためには何が大切だと考えるか。一般の人びとにアドバイスするとき，どのように伝えたらよいと考えるか
t. 治療のために規制の多い生活がむしろ「患者でない人より健康的だ」と感じることはあるか。あるとすれば，それは具体的にどのような内容か

4 インタビュー(1)から得たデータの整理

データを次の2通りの形式にまとめる*。

* 第2章 STEP 3 (p.39, 41) に示した表を参照のこと

① 研究協力者全員のデータを1枚のシート(以下，データA)に，名前(整理上，番号でもよい)を「行」(横)に，質問項目を「列」(縦)にして，セル内に回答内容を書き入れる。予測していなかった回答には印を付ける。
② 質問項目以外の語りのデータは，協力者ごとに1枚のカードに整理する(以下，データB)。キーワードを付け，次回インタビューをする際の質問内容を書き留めておく
③ 半構造化インタビューへの回答以外に，研究協力者が語ってくれた内容を整理する

5 インタビュー（2）
医療スタッフへの質問項目とその目的

(1) 治療・看護を通して得られる患者イメージ

a. 糖尿病治療・看護を専門にするようになって何年目か

b. それ以前の専門分野は何か

c. 糖尿病患者の治療・看護において特に困難を感じることがあるか。あるとすればそれはどのようなことか

d. 糖尿病以外の慢性疾患の患者と比べた場合，糖尿病患者に共通した性格や行動に特徴があると思うか。あるとすればそれはどのようなものか

e. 重症化していく患者と，コントロールがうまくできている患者との間に，何か性格や生活環境や病気への認識などに違いがあると考えるか

(2) 糖尿病と日本人の生活環境との関係について

f. 患者の生活している地域，職業，家族関係と糖尿病発症との間に何らかの関係があると考えるか

g. 糖尿病患者の増加と日本人の生活環境の変化との間に，食生活以外，何らかの関係があるか。もしそうなら，それは何か

h. 既に，生活習慣病予防の特定健診制度が発足し，「メタボリック・シンドローム」という言葉は定着しているのに，糖尿病発症の患者が増え続けている要因は何と考えるか。現在の予防活動に不備があるとすれば，それはどのようなものと考えるか*

i. 糖尿病そのものの医学的解明や治療のレベルの進歩についてどのように考えているか。今後はどのように変化していくと考えるか

(3) 患者の健康生成論について

j. 合併症も発症し，重症化している患者が，それでも生活の中に楽しみや生きる喜びを見いだすためのアドバイスがあるか。あるとすれば，それはどのようなものか

* 以上の質問項目は，糖尿病の疫学的研究から明らかになっていることに関したものである。しかし，治療者個人の，臨床に基づいた認識は別のものだとする立場から，この質問項目をたてている

6 インタビュー (2) から得たデータの整理

インタビュー (1) とは異なり，研究協力者の回答内容の共通点よりも回答内容の個別性に注目することから，インタビュー (1) のデータ②の整理

と同じように，研究協力者ごとのカードにデータをまとめる。

STEP 6 それぞれが直面した問題点と対応

1 鈴木さん（看護学）の場合

　博士論文審査委員会では，研究計画についての審査が行なわれる。質的研究では，研究を進める中で新たな発見が新たな研究計画を誘発することが多いのだが，委員会では研究協力者の人数をあらかじめ確定し，そこから得られるデータを推測したうえで，質的研究の理論的正当性を示すよう要請された。

【鈴木さんの対応①】
　修士論文で得られた結果から推論できるデータを仮説として示しながら理論的正当性について述べた。そのうえで，条件が異なる研究協力者へのインタビューが必要であることの説明をし，その人数を割り出し，さらに，途中から協力が得られなくなることも考慮し，その2倍の協力者数を示した。

　次いで，鈴木さんが過去に関わった患者に関するデータを，新たな研究の中で得たインタビュー・データの分析において参照することの理論的正当性について問われた。

【鈴木さんの対応②】
　質的研究では，条件の違いもまた，データとなること，それは単なる比較ではなく，より広い文脈の中で研究の中心となるデータ（今回の場合は，新たに集めるデータ）を分析する視点を得るうえで必要であり，それが新しい発見に結びつくことを説明した。この件に関しては，質的研究に関する文献から適切な事例を援用することもできる。

◆ ◆ ◆

　こうした審査委員会で提出される疑問を否定的に捉えてはならない。むしろ，**質的研究について説明することのできる好機**だと捉え，あらかじめ質問内容を予想したうえで，十分に自分が依って立つ理論を整理しておく。

2 田中さん（医療人類学）の場合

　田中さんの場合，論文審査では文化人類学を背景とする医療人類学の専門家だけではなく，医学および看護学を専門とする教員も論文審査のメンバーとなっている。健康科学の専門家は，質的研究の必要性，特に臨床における重要性は理解しているが，具体的な研究方法と理論に関しては科学的実証主義の方法と理論に馴染んでいるため，文化人類学を背景として医療人類学分野で研究を行なう田中さんの論文に対しては，データの質と分析方法，そして結論との間の整合性に質問が集中することが予想された。

　また，研究テーマが「健康生成論」を中心としていることは明確だが，それが糖尿病患者のQOL向上とどのように結びつくのか，「健康」の概念を再考するといってもどのレベルにまで分析と議論が及ぶのか，研究テーマが広がりすぎ，結論が漠然としている印象を与えることが懸念された。

【田中さんの対応策①】

　データの収集方法，研究協力者の属性分布，半構造化インタビューで得たデータ内容とその分析，その結果としての結論の提示において，論文中での記述ではもちろん，審査会の時間内で明確に提示できるよう図のレイアウトに工夫を凝らした（**図3**）。自分の作成した図が何を意味しているか，研究内容を知らない医療人類学の大学院生に見てもらい，その図表から何が読み取れるかを語ってもらった。このやり方で，不十分な点の改善を繰り返した。そのうえで，図に記した内容に対応する論述が論文の中で十分に行われているかどうかを確認した。

【田中さんの対応策②】

　研究協力者の身体，病気，健康についての語りの内容と具体的な行動との間にどのような関係があるかを分析し，その「健康観」「病気観」を明ら

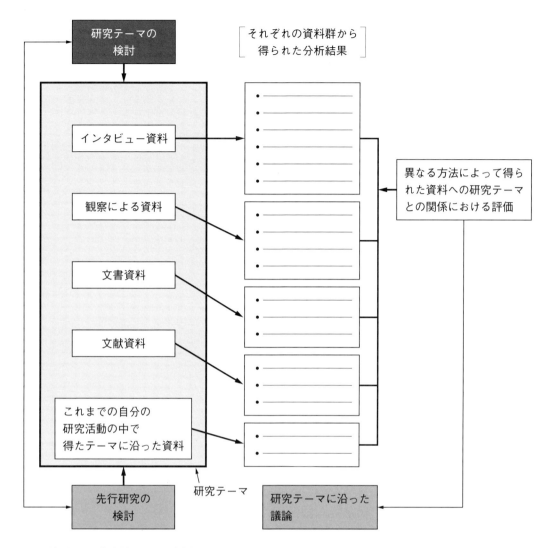

図3 複数の研究方法による多様なデータとその分析結果との関係
　　（田中さんが論文中に示した図の一例）

かにするとともに，語っている内容と治療のためのコンプライアンスとのずれが大きいことを見いだしていた。また，医療の専門家の側に，患者が「病気を抱えて生き抜く」経験への理解が乏しいことも明らかになった。得られたデータは多様で豊富であるが，研究協力者が糖尿病患者とその治療者であることから，議論を展開するときには，医療において応用できる点はどこにあるかを常に意識するよう心掛けた。文化人類学では，一般に，議論をできるだけ広く展開し，次の研究テーマにつなげようとする傾向がある。それは長所でもあり，欠点でもあることを自覚し，**研究結果の「有用性」に議論を集約**した。

第5章

地域住民の保健行動の質的研究
エスノグラフィーを方法とした事例

　本章では，ある地域の人々の健康や病気に関する知識，病気だと考えたときの受療行動や日頃の保健行動，さらには，医療社会学者のアントノフスキー（Aaron Antonovsky）が提唱した概念である「健康生成論」がどのような形で人々の間に成立しているかを，エスノグラフィーの手法を用いて明らかにしようとする研究の概要を示す。

　エスノグラフィーによる研究では参与観察，インタビューや質問紙調査，文書資料の収集などいくつもの研究手法を組み合わせて行なうので，研究テーマによっては多くの時間と労力を必要とする。しかし，エスノグラフィーの方法は，対象となる人々の生活とその背後にある考え方をより総合的に描き出すには適切な研究方法であることから，保健師として長年地域の人々の保健行動と関わってきた人がエスノグラフィーを作成し，自分の「実践知」を理論の領域へ移し替え「理論知」として示そうとする研究活動を事例とする。

◆　◆　◆

　なお，研究計画の段階での，学位論文を作成しようとする大学院生（現職の保健師）とその指導教員の間で交わされる会話を通して，**エスノグラフィーの方法がもつ問題点**も明らかにする。

研究の目的と研究設計

1 研究の出発点となる研究者の問題意識
　　—松本さん（保健師）の場合

　松本さんは長年にわたり地域保健の現場で保健師として活動してきた。そこで得た多くの知識を改めて人に伝えようとすると，実際に担当した個々の事例を挙げて説明することになり，個人情報保護のこともあり，自分の豊富な実践知を伝えることに困難を感じることに気づいた。そこで，松本さんは看護大学の大学院生として改めて研究方法を学び，自分が得てきた**「実践知」**を**「理論知」**として明らかにし，その成果を学位論文として提出することにした。

　具体的な研究では，自分が現在抱いている**問題意識を研究テーマ**とすることにした。長年の保健活動において多くの気づきがあり，その中で常に関心と興味を抱いてきたのは，地域ごとで住民の健診の受診率が異なり，健康保持のための各種の指導や医師の講演会の出席率も，その際の医師や保健師への質問内容や質問の数も異なることであった。また，健診結果を受けて，再検査や医療機関での精密検査が指示された住民が再検査を受ける率にも地域ごとの違いが大きく，そのような差異をふまえたうえでこれまで住民への保健指導を行なってきた。

　しかし，こうした差異の背後には，「健康に関心がある/関心が薄い」という簡単な表現で表されるような違いではなく，人々の身体についての知識や病気予防や身体の変調への気づきかたの違いがあり，健康相談や健診における行動の違いだけで人々の健康保持の知識や行動全体を推測してはならないと考えるようになった。そもそも，**個人にとっても家族にとっても重要なはずの健康への関心が薄かったり，逆に関心が強かったりするのはその背後に何か大きないくつもの要因があるはず**だとも考えてきた。人々の身体観，健康観，また病気観を詳しく知れば，行動の背景にあるものを知ることになり，より効率的で効果的な保健指導を行えるのではないかと考えた。

【問題意識の背景にある状況】

　地方自治体が行政の効率化を計るなかで地域の保健所が統合され，保健

師が担当する地域の範囲が広がり，保健指導対象の住民数が大きくなった。その結果，かつてのように住民の保健行動を身近で見る機会が少なくなり，きめ細かな住民への保健指導ができなくなっている。そのため，従来とは比較にならないほど効率的で効果的な保健指導が要求されるようになってきた。そのことから，保健師が住民自身の健康/病気に関する知識の蓄積やヘルス・リテラシー，そして実際の保健行動を総合的に把握していることの重要性は増すと考えている。

2 問題意識の検討から研究テーマへ
―指導教員との会話（1）

　松本さんは，自分が抱いてきた上に示したような問題意識を研究テーマとするに当たり，研究対象の候補としたのは，自分がかつて担当した地域で，農業に携わる住民と住宅開発によって都市部から移住してきた住民とが混じり合って住んでいるX市の郊外にあるA地区である。

　かつてそこを担当したときに，年齢差，年代差だけではなく数世代以上にわたりそこに住んでいる人々（旧住民）と新しく移住してきた人々（新住民）との間には受療・受診行動に大きな違いがあるように感じていた。しかし，それを改めて記録したり統計を取ったりしたことはなく，ただその違いを印象としてのみ抱いていた。家庭訪問すると，旧住民の家庭には「置き薬」とよばれる置換薬の箱がいくつも置いてあることにも気づいていた。旧住民は行政への協力志向が強いことから，保健指導の集りには出席率が高く，新住民は出席率がそれほど高くはなかったが，健診への受診率はむしろ高かった。以前気づいていたこうした事実は住民の健康保持の知識や活動とどのように関わっているのか，また，健診や保健指導への参加率がそのままその人の身体のそのものについての知識のレベルの高さや身体の状況を捉える感覚や認識（身体観），健康保持に結びつく日常生活などをそのまま示しているのか否かにも改めて関心が向くことになった。

　以上のことを出発点にして，具体的にはどのような研究テーマとするのか，また，実際の研究では，何をどの範囲までどの程度明らかにするか，理論的に明らかにできるのはどの領域なのかを検討し，指導教員の指導のもと，研究テーマを立てた。その際の指導教員と松本さんとの，研究テーマを巡る質問と回答は次のとおりである。

【問題意識の確認】

教員：松本さん，あなたの問題意識はよくわかりました。それでは，研究で具体的に明らかにしたいことを，**あなたにとっての重要度の高いものから順に述べて下さい。**時間と労力には限界があり，何をどの範囲まで研究対象とするかを厳密に検討することが学位論文作成では重要だからです。

松本：第1には，ある人が自分の健康を保持するためにどのように情報を得ているか，また，その情報は現在の生活からだけなのか，幼少期からなのか，ライフサイクルのどの時期での情報が，知識として留まるだけではなく日々の保健行動を維持するうえでのインセンティブ（目標を達成するうえで誘因となる刺激）になっているかについてです。

　保健指導をしていて強く感じるのは，健康保持への，病気治療の継続も含めてですが，モチベーション（動機づけ）やインセンティブの大きさに個人差が大きいということです。**何が個人差を生んでいるか知りたいです。**その結果によって，例えば，小学校，中学校での保健の授業内容の見直しが必要になってくるとも考えています。第2には，現在一般的に行われている住民を対象とする保健指導では，病気の早期発見のための健診の重要さや早期治療の重要性を強調しますが，いずれも，健康であることの重要性を前提とした保健指導です。しかし，かなりの人が，重症の慢性疾患を患っているにもかかわらず，自分の病状に無関心であるように見受けられます。「健康でありたい」という志向がないように思われるケースをたびたび見てきました。「健康でありたい」という志向は放っておいても自然に生まれるのではないとしたら，何が要因となって健康志向が生まれるのか知りたいです。

教員：あなたの一番目の研究内容は興味深く，また重要だと思います。特に，学校教育における保健の教育内容の見直しまでも視野に入れていることに感心します。この部分を研究項目として立てるとしたら，どのような表現で表しますか？

松本：「ライフサイクルにおける健康観と身体観獲得の経緯とそのチャンネル」というのはいかがでしょうか？

教員：'チャンネル'という英語の元の意味には既に「経緯」という意味が含まれているので，同じ意味を重ねることになりますね。また，「健康観」や「身体観」はよく使われる言葉なのですが，あまりにも

漠然としていて，研究内容の具体性に欠けます。

松本：それでは，「個人のライフサイクルにおける健康保持のための知識と行動獲得の経緯」というのではどうでしょうか？

教員：それはあなたの研究テーマを的確に示していますね。それでは，あなたが第2に挙げた，研究で明らかにしたいテーマについてはどのような表現で表しますか？

松本：先ほどお話ししたことにもう少し付け加えさせてください。

　「医療人類学」の講義で学んだアーロン・アントノフスキーの提唱する「健康生成論」という概念にとても興味があります。アントノフスキーは，誰にでも，どんなに厳しい環境の中でも，人は健康であろうとする行為と志向とがあると述べているように理解しています。ですが，私が保健師として指導してきた人の中には，かなりの数で，どのように医師が注意しても服薬を中断したり生活習慣を変えようとはしない人がいます。私の保健指導も全く効果がありません。つまり，**「健康生成」に全く関心がない**ように見えます。そこで，「個人の『健康生成』を促進あるいは阻害する要因の研究」という表現ではいかがでしょうか。

教員：それで結構です。それでは，第1の研究テーマと第2の研究テーマとを総合した研究を実施したいのなら，結局どのような研究テーマとして研究計画書に書くのですか？　それぞれが，重要で興味深いテーマですが，全体で3年間の論文作成期間しかないことを考えると，実現できるかどうかを優先させることが何より大事です。最終的な研究テーマを提出する前に，調査に1年間，執筆と追加や確認のための調査に1年間要するとなると，よほど綿密に自分ができることを具体的に検討し計画を立てることが必要です。その検討内容を，あなたが示した研究テーマとの関係で，次回提出してください。その内容を検討したうえで最終的な研究テーマを決めましょう。

　まず，具体的にどの方法を使い，それによって何をどのように明らかにしようとするのか，調査の結果どのようなことが明らかになると予測できるのかを考えておきます。予測される調査から得られる結果を**1つではなく複数**考えておきましょう。これを仮に**「作業仮説」**あるいは**「プレ仮説」**とよぶことができます。あなたにはどちらのよび方がぴったりしますか？

松本：それでは，「プレ仮説」とよぶことにします。

【「プレ仮説」の設定の重要性】

教員：もう一度確認します。研究テーマと研究計画は密接に結びついています。どのようなすばらしい研究テーマでも成果が出なければ，学位論文としては失敗です。研究計画を立てるときには，何よりもこの調査で何が明らかになるかという結果をあらかじめ予想しておくこと，つまり，「プレ仮説」の段階での**十分な検討**が大切です。質的研究では，予断をもって研究を始めないことをよしとする傾向があります。なぜなら，質的研究では，研究者自身が知らない世界を明らかにする，あくまでも，対象となる人々の立場から，現象についての意味と解釈，そして人々の行動や語りについてのその人々の解釈の内容を明らかにすることを目指すからです。したがって，研究者の**予断**はできるだけ避けなければならない，「白紙状態」で研究対象に望まなければならないとまで言われることもあります。

　しかし，よく考えてみましょう。まず，研究テーマを設定するときに，既に研究者は問題意識をもっていて，それを研究テーマに移し換えます。問題意識自体が，そして研究対象を選定すること自体が既に研究者側の立場なり認識が働き始めていることを意味します。「**白紙状態での研究開始**」は成立しません。それは，むしろ**比喩**だと捉えてください。あらかじめ結論をもって研究を始め，その結論を導き出すような研究であってはならないということなのです。

　「プレ仮説」は予断とは全く異なります。研究計画を立てるときに，この研究を行えば何が明らかになるだろうかという，具体的な方法とそれによって明らかになるかもしれない結果とを推測し検討した内容です。

　したがって，予測される結果は1つではないはずです。複数あるのが普通です。それを繰り返すことによって，研究計画は練り直され，より良い研究計画が設定されます。「プレ仮説」の重要性はあなたがこれから研究計画を立てる段階で，何度か具体的に示します。

松本：ご指導，ありがとうございました。それでは，今回お話しいただいたことを心に留めて，研究計画を立てます。

3 研究テーマ設定の予備的検討
　　―具体的に明らかにしたいこと

松本さんは研究テーマを立てるに当たり，次のことを改めて検討した。

①保健師として自分がもっている知識とこれまでの地域保健活動で得た経験
②保健師としてだけではなく研究者として受け入れてくれる場合の地域の人々と自分との予想される関係
③それをふまえての，A地区が研究対象として適切であるだけではなく，住民の研究協力が得られやすいかどうかのA地区の十分な現状把握
④使うことのできる研究のための時間と労力
⑤調査を実施する場合の具体的な方法と，そこから明らかになるかもしれない事実の予想

以上を検討したうえで，研究計画とプレ仮説をまとめていった。

4 研究計画と準備行動と「プレ仮説」

具体的な研究計画を立てる前に，その予備段階として次のことを行なった。いずれも，以下のことが認められなければ，計画全体が立たなくなるからである。

①X市の保健行政の責任者に，研究の目的と概要を告げ，A地区の住民代表者に研究協力を依頼する許可を取る

社会人学生である松本さんは看護大学の大学院生であると同時に，X市の職員でもある。そのことから，保健の領域での研究を行なうことは自治体職員である保健師としての立場と重なるので，何よりも職場での許可が必要と考えたからである。もし，職務上の責任者の承認が得られなければ，この研究自体が成り立たないからである。

②A地区の自治会長と行政が委託している保健指導員に，現在の自分の立場（市の保健師であると同時に看護大学の大学院生である）を告げたうえで，研究の目的を説明し，協力を依頼する。また，もし研究協力が得られたならば具体的に自分が行なうことになる研究のための行動内容と，住民に協力してもらうことになる内容を告げる

大学での研究計画の承認の前に，A地区の住民の許可を得ようとしたの

は，もし，住民側から断られたら，この地区での研究は成立しないからである。その場合には，早々に他の研究対象地区を探さなければならないからである。

松本さんは以上の承認を得たので，具体的な研究計画とそれによって明らかになると自分が予測している研究結果（プレ仮説）の検討を始めた。

5 具体的な研究方法の検討と得られる結果の予測 ―「プレ仮説」の検討

松本さんは研究テーマに関連する研究論文と研究書を検索し，文献調査を行い，自分の研究テーマが専門領域でオリジナリティーの高いこと，学位論文として研究を進めることに十分な意義があることを確認した。

その後，次のように具体的な研究計画を立てた。

(1) 地区住民の保健行動と意識の概要を知るためのアンケート調査

住民の保健行動の概要を知るために，自治会長と保健指導員の協力を得て，性別，年代別，農業従事者か勤務者か主婦かなどの社会活動別，旧住民と新住民別の組み合わせを考慮して，住民の中から全体で50人を選び，研究協力の承諾を得たうえで，対面でのアンケート用紙を用いて聞き取り調査を行なう。対面で行なうのは，自分の研究の内容を少しでも多くの住民にあらかじめ知ってもらう機会だからである。また，聞き取りの中で，その後の研究のヒントになる話を住民から聞くことができる機会ともなると考えたからである。

【アンケート調査で得られる結果の予測―「プレ仮説」】

どのような状況のときに受診するかなどの受療行動，病気予防のため日常生活で注意していること（食事，運動，入浴，常時飲んでいる保健薬があるかないかなど），体調の異変を気づくのはどのようなときか，また，身体がどのような状態になったときか，これまでの病歴と治療歴，病気や病気予防について，また，病院やクリニックの情報をどのように得ているか，どのような種類の情報を最も信頼しているか，子どものときに親や年長者から身体の手入れや健康保持に関して教え込まれたこと，などに関する質問項目でアンケート調査を行なう。

その結果，

①性別，年代別，旧住民/新住民別，職業別（勤め人とその配偶者か，農業従事者とその配偶者か）の保健についての意識や行動，受療行動，保健や病気治療についての知識獲得の経緯が明らかになる

松本さんが立てた「プレ仮説」では，「健康保持に関する知識や日常的行動は幼いときからの家族や地域における生育環境，成長後の労働状況とその内容（肉体労働か事務的な労働か，家事労働が中心かなど）による」というものである。

②逆に，性別，年代別，旧・新住民別，職業別の差異がそれほど大きくない結果が出た場合には，このような区分以外の分類視点が必要になる。結果の詳細な検討分析が必要になる

このような結果が出た場合の「プレ仮説」は，「家族や自分自身また近い血縁者の重大な病気や慢性疾患の経験が保健行動や認識に影響を与え，それがまた，ヘルス・リテラシーを高める」というものである。

なお，半構造化インタビューを行なう以前にアンケート調査を行なう利点は次のようなものである。

①半構造化インタビューでのより詳細で深い内容に迫る質問項目を検討することができる
②半構造化インタビューに協力してもらうのに適切な協力者を見つけることができる

(2) 半構造化インタビューとその結果の予想

半構造化インタビューは，質問紙を用いての調査結果を受けて行なうので，現段階では「プレ仮説」を立てることはできない。しかし，健康意識や保健行動の知識の獲得の経緯，さらには，「健康生成の促進と阻害の要因」というテーマについては，半構造化インタビューで多くの貴重なデータが得られると予想できる。上で予測したような，性別，年代別，職業別でのアンケートの回答内容に差異がなければ，何が要因で個人差が出てくるのかをさらに考えなければならない。個人の保健行動を詳しく聞くためには，アンケート調査での回答だけでは，研究目的を達することはできない。

(3) 参与観察

　住民の身体に関わる行動を，家庭に入り込んで観察することはできないので，住民が身体を使った活動をしている場面に立ち会わせてもらい，観察することにした。自治会長から地区の年間行事その他の情報を得たうえで，次の場面を選択した。

- 農作業や山林の手入れをする場
- 家事労働の中でも力仕事とされる薪割りや漬物の漬け込み作業の場
- 地区の運動会
- 父兄参加のある小学校の運動会
- 伝統的な神社の祭りをはじめとする伝統行事
- 「いきいきサロン」と名付けられている公民館主催の体操教室
- リハビリテーションを受けている人の，病院施設でのリハビリテーションの様子

(4) 文書資料の調査

　地区に残されている自治会の記録：できるだけ古い時代から現在までの記録の中に，病気予防や疫病が流行したときの対策として地区ではどのような活動がされたかを調べる。松本さんが以前担当していた地区で，その地方の歴史を研究している人から明治時代にこの地方でコレラが流行したときの地域住民の活動記録を見せてもらったことがあり，古い文書資料を見ることによって，人々の中に伝承されているかもしれない健康保持や病気予防の認識や行動を発見できるかもしれないと考えている。

　A地区を管轄している保健所の記録：研究対象であるA地区およびその周辺の地区全体の記録を見ることによって，A地区住民の健康状態や保健活動を相対的に見ることができる。この研究は比較研究ではないが，対象となる地区がどのようなものかを明らかにしてくれるからである。例えば，同じ管轄内のB地区は，近接しているが，ほとんどが数世代前から住んでいる世帯の人々である。AとBとの間に，保健所での記録という限界はあるが，違いが見いだせれば，それは，旧住民と新住民との違いとして見ることができるかもしれない。

　地方史：この地方の歴史については部分的ではあるが，県史や町史に記されている。それが病気予防や病気治療に関するものでなくても，例えば，食糧事情や食習慣に関するものであれば，旧住民の健康保持の慣習を理解するうえで大きなヒントになる。

6 研究計画の再検討
　　―指導教員との会話（2）

　以上の研究計画と検討内容を指導教員に提出した。それを受けての，教員との間でかわされた内容は次のとおりである。

〔研究テーマの再検討と再確認〕

教員：研究計画の準備活動として，あなたの職場の責任者の了解を得ることや，研究協力をあおぐことになる地域の責任者にあらかじめ接触し，協力依頼をすることは，エスノグラフィー研究では欠かせません。よく気づきました。結構です。次に，研究計画のなかのアンケート調査ですが，あなたの研究関心の第1に挙げている「個人のライフサイクルにおける健康保持のための意識と行動獲得の経緯」を明らかにするうえで，性別，年代別，職業別，などの違いが健康保持や病気治療に関わる知識と行動に大きく影響しているという仮説を立てて，それを証明しようとしているのですか？

松本：よく考えてみると，必ずしもそうはありません。私は，保健師としての活動を通して，**健康な状態であることと病気や障害を抱えていることの違いが，その人の生活に及ぼす影響の大きさ**に常に驚かされてきました。人は生まれてから死ぬまでの間，自分の存在そのものでもある身体とともに生きています。その身体を健康に保つための知識と行動は，人生そのものに大きな影響を与えるのに，いったいどのような経緯で知識と行動は獲得されるのか，個人差はなぜ生まれるのか具体的にはよくわかっていません。私はそれを知りたいのです。

教員：それでは，改めて確認します。あなたは，**性別，年代別，職業別などの違いによる保健行動や意識の違いを明らかにすることを目的と**しているのではないのですね。

〔研究目的の再確認〕

松本：よく考えてみると，**それが目的ではありません**。効率的，効果的な保健指導を求められるようになっているので，住民の方たちの属性ごとの保健指導の方法が開発されることは私が目指すところではありますが，それは，今回の研究結果の応用でした。そこまで，今回の研究の範囲に入れることはできません。

教員：**研究目的を大きく立てすぎることは学生にありがちなことです。**それでは，順序を逆にしてアンケート調査を最初に実施するのではなく，半構造化インタビューを先に行い，その結果を分析し，性別などが大きく関わることが予測されるならば，そして，住民の全体の傾向を知る必要があると考えたら，次の段階でアンケート調査を行なってはいかがですか？

松本：先生のご指摘どおりです。うっかり自分の研究の目的を見失うところでした。ありがとうございました。

教員：参与観察，文書資料の調査の計画はこれで結構です。参与観察の際にも，機会を捉えて，インタビューを行なってください。それでは，あなたの計画書に記す研究テーマについて話し合いましょう。

〔指導教員による研究テーマの承認と励まし〕

* 松本さんと教員との会話（1）の中で示されている（p.76）

松本：先生のご指摘をうかがううちに，私の関心の1と2*とが関連していることに気づきました。それでは，研究テーマを「個人の健康保持と病気/障害への対応に関する知識と行動の獲得の経緯：『健康生成論』の再検討―X市A地区の住民における」というのはいかがでしょうか？

教員：大変野心的ですね。このテーマで計画書を作成してください。提出前にもう一度検討しましょう。

STEP 2
研究計画の実施

松本さんは，指導教員からのアドバイスに従い，最初に半構造化インタビューを行なうことにし，その手順を決め計画を立てた。

1 半構造化インタビューへの協力者の選定および協力依頼

(1) 松本さんは，アンケート調査を最初の段階では行なわないが，その計

画段階で予測した，性別，年代別，職業別，旧/新住民の間になんらかの保健行動や身体についての認識，ヘルス・リテラシーの違いがあるかどうかを見るために，半構造化インタビューの協力者選定の段階で属性の違う協力者を選んだ．

(2) 自治会長と保健指導員の協力を得ながら，研究目的を詳しく説明したうえで，インタビューへの協力を得られそうな住民50人を，(1)で考えた住民の属性の異なる人々を候補者として挙げてもらった．
(例) 男性/70～80歳代/農業従事者/旧住民，女性/70～80歳代/農業従事者かその配偶者/旧住民，男性/70～80歳代/現役時代は会社員/旧住民，女性/70～80歳代/退職以前は会社員の配偶者，男性/40～60歳代/会社員/新住民，女性/40～60歳代/会社員・会社員の配偶者/新住民，など

(3) 研究目的と具体的な協力内容とを明記したうえで依頼文を作成し，自治会長と保健指導教員の意見を聞いて修正し，1人ひとりに面会して依頼文を手渡し協力の承諾を得て，面会の日時を決めた

(4) インタビューの実施

(5) インタビュー結果の整理と分析

2 半構造化インタビューの質問項目の検討：指導教員との会話 (3)

松本さんは半構造化インタビューの質問項目を作成し，それを指導教員に提出した．それに対して，指導教員から次のような指摘とアドバイスを受けた．

〔インタビューについての具体的指導〕
教員：あなたは1人1回のインタビューにどのくらいの時間を充てるつもりですか？
松本：30～90分と考えています．ぜひ答えてもらいたい質問への回答と，回答への私からの確認の時間を含めて平均で1時間と予測しています．協力者の方が進んで話してくださることがあれば，それをうかがいますが，それでも2時間を最大と考えています．

教員：それで結構です。エスノグラフィー研究では，何よりも**協力者の方たちとの人間関係が大事**です。その場合の人間関係とは，研究期間だけではなく，**何年か後になって追加の調査や状況変化を見る追跡調査の場合の人間関係**まで視野に入れます。さらに，インタビューに答えてくれている人だけではなく，その場にはいない家族の方も視野に入れます。例えば，その家の世帯主が喜んで話してくれていても，妻や子どもは夫であり父親である協力者に何か頼みたいことがあるかもしれません。特に，あなたは休日にインタビューを行なおうとしています。休日には家族ぐるみの予定行動が多いのですから，長居は禁物です。

松本：よくわかりました。このお話からも，エスノグラフィーという研究方法の特徴がよく理解できます。

〔質問項目についての指導〕

教員：それではあなたが作成した質問項目の検討に移ります。

　　　まず，質問項目の順番ですが，この質問に答えてもらわなければ，研究テーマに沿った分析ができないというくらい重要なものを最初のほうにおきます。もし，協力者が何かの理由でインタビューに応じられなくなったときのことを考えるからです。

　　　しかし，はじめて会うあなたからあれこれ質問されることに緊張したりストレスを感じる人は多いと思います。それで半構造化インタビューでは，いわば**ウォーミングアップのような質問**を最初にもってきます。何もためらうことなく答えられるような質問です。生まれ年，学んだ小学校，中学校，最も長く住んだ場所，などです。次に，あなたの挙げた質問項目の検討に移ります。あなたは，**「この質問が，自分が明らかにしたいテーマのどの部分に繋がるのか」**ということを検討しましたか？

松本：そのつもりです。

教員：あなたは，個人の健康保持のための行動や意識がライフサイクルのどの段階で，どのような経緯で獲得されたかを明らかにしたいのですね。

　　　それでは，あなたの設定したどの質問（質問群）がテーマのどの部分を明らかにするのか，いくつかの項目で実際に説明してください。

松本：研究テーマで最初に知らなければならないと私が考えるのは，1人の人の現在の具体的な行動と意識についてです。例えば，

①健康保持のための日常の行動内容
②身体の異常を感じたときに最初に取る行動，次の段階で取る行動（予想している回答は家族に身体の異常を伝える，親や兄弟姉妹などの血縁者に似た経験をしたことがないかどうかや思い当たる原因を尋ねる，あるいはインターネットで調べるなどですが）
③家族の健康状態にどのように注意と関心をもっているか
④医療機関で受診することを決心するのは，どのような状態になったときかについて

などです。それを知るための質問項目が，(d)，(e)，(f)，(g)，(h) です*。次に知りたいのが，それらの知識を得た時期と経緯です。また，

＊ ここでは質問内容を具体的には示さない

⑤健康保持のための日常的行動を始めた時期
⑥そのきっかけについて

この2つです。質問項目の (i) と (j) です。

教員：結構です。ただし，知識を与え，行動を奨励した**主体**を聞かなくてよいのですか？
　　　例を考えてみましょう。食事の後に歯を磨く，口の中をすすいできれいにするというのは，保健行動として生涯を通して重要なのですが，よほど根気がないと続きません。その習慣がすっかり身に付くまでの間，それを絶えず奨励したり，叱ってまでも行動を続けさせたのは**誰か**というのを聞かなくては，あなたのテーマの大事なところが欠けるのではありませんか？
松本：そのとおりでした。ありがとうございます。

【健康観の内容を聞き出す】
教員：その他，質問項目に大事なことが見落とされています。何よりも，「現在あなたは健康だと感じていますか」という質問がインタビューの早い段階で行われることが大切です。質的研究では，**対象となる人々の生活を，対象となる人々の立場から理解する**ことを目的とします。協力者が「健康だ」と答えると「あなたが健康であるとはどのようなことからそう考えるのでしょうか」と続けます。「健康だ」とする内容が，研究者の考えるような内容ではない可能性を

常に考えておかなければなりません。その回答内容によって，その人の健康保持の意識や行動を聞き出すことができます。協力者がその後に続く質問にも答えやすくなります。そうではなく，「どちらかと言えば，健康に不安があり，健康ではない」と答えた人には，そのように考える理由と服薬や受療など現在取っている対応を聞くことができます。回答は具体的に聞き出すことが大切です。

また，半構造化インタビューでは，時にはリストから選択してもらうことも考えてよいでしょう。フリーアンサーに終始することにこだわらなくてもいいのです。

【質問と回答内容との関係性の検討】

教員：それ以外にも，質問項目にいくつかの見落としがあります。**何を明らかにするために何を聞くか，逆に，どのような情報が与えられたら，何が明らかになるか，その関係を一度図に書いてみてください**。それによって，必要な質問を見落すことがなくなります（図4）。

（この後，教員からの細かな点への指摘と，それへの松本さんからの対応についての答えがあり，最後に，教員からの次のようなアドバイスが行なわれた）

教員：それでは，これまで検討したことをまとめてみましょう。

(1) 質問の数と順序

1回のインタビューにかける時間を考慮し，質問項目の内容と順序とを十分検討し，協力者が思い出したり連想しやすいように，つまり，答えやすいように，関連した項目をまとめて並べる。また，最初の質問項目は，協力者が特に考えなくてもよい単純な質問項目とし，インタビューのウォーミングアップを図る。

(2) それぞれの質問項目への回答の予測：「プレ仮説」の重要性

どのような結果が得られれば，自分の研究テーマとしていることが明らかになるのかを常に検討する。そのためには，それぞれの質問に対し，どのような答えが返ってくるかを予測してみる。その場合には，必ず複数の回答内容を予想してみる。こうした作業は「プレ仮説」を立てることに繋がる。

ただし，質的研究では多くの場合予測しない回答が得られる。そのこと

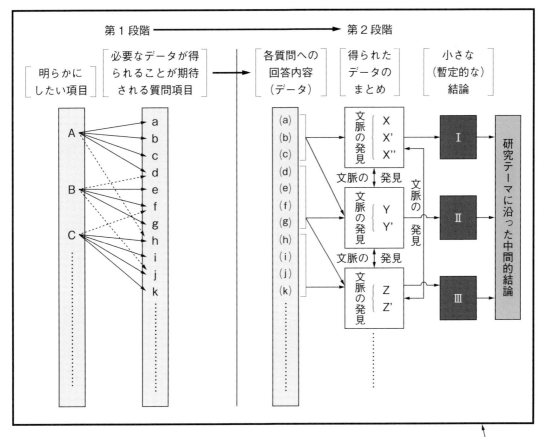

図4 研究テーマに沿ったインタビュー調査と分析の概念図

を「プレ仮説の失敗」と捉えてはいけない。プレ仮説を立てる段階では既にデータを文脈の中で捉えようとする分析が行われていて，予測していなかった回答を，どのように分析するかについての準備が行われているからである。

(3) インタビュー資料はそのつど整理し検討する

インタビューから得られる資料を毎回整理し検討することによって，自分の研究テーマに沿った調査が行われているかどうかを自分でモニターすることになる。それによって，効率よく研究を進めることができる。

(4) 効率よい回答を引き出すリスト作り

半構造化インタビューはフリーアンサーが基本だが，項目によっては，

回答を効率よく引き出すためのリストを作り選んでもらう。

【例】「あなたが日頃健康を保つために行なっているあるいは守っている行動や心がけがありますか？」という質問の場合，自由回答よりは，予測できる項目，例えば，歯磨き，食事内容と食べる量，食事時間，食事回数，間食，排泄への配慮，運動などのリストを見せ，その中から選んでもらい，次の質問項目として，それぞれの行動が何歳ごろどのような経緯でその人の行動として定着したかについて聞く。「その他」の項目を選んだ人にはその具体的内容を聞く。

リスト内容は，インタビューが進むにつれて，より豊富になる可能性がある。それは，研究者が予測しない回答が得られることが多いからである。したがって，**リストは常に作り直しておく**。

3 インタビューとその結果の資料整理

松本さんは社会人学生であり，インタビューは週末と休日に行なった。1日に3人のインタビューを実施する予定であったが，急用で不在となり，面会できない人もいたため，1日平均2.5人のインタビューを行なうことができた。

指導教員のアドバイスに従い，1日のインタビューが終わるごとに，帰宅後すぐに回答内容を整理し，次のインタビューのときの参考にすることにした。

(1) 資料整理の方法

①協力者1人ずつのインタビュー結果をカード式のソフトに整理する[*1]。カードには協力者の性別，年齢などの属性を示す枠と松本さんの質問項目ごとに，回答内容を示す枠とを設け，記載した。さらに，質問項目以外のことを話してくれた場合には，「備考」の欄に，話の内容の小見出しをつけて記載した[*2]。インタビューの音声記録を文字情報とするには，インタビューにかかった時間の5倍の時間が必要であることがわかった。さらに，その内容を分析するのに，1人当たり1～2時間を必要とすることがわかり，1人当たり全体では10時間を要すると計算した。そこで，50人のインタビュー調査と資料整理には合計500時間を当てることにした。

②表計算ソフトを使用し，質問項目ごとに50人全員の回答内容を記す。

[*1] 第2章STEP 3 (p.36)のフォーマットに類似したものを作成する

[*2] したがって，1人の協力者につき質問項目の数のカードが作成されることになる

回答内容は表を作成して再度手入力してもよいが，リレーショナル機能をもつソフトを用いて，カード式ソフトに入れてあるデータ内容を表計算ソフトへ移し入れることができる。

③最初に「プレ仮説」として考えていた，性別，年代別，職業別，新・旧住民別で，保健行動や病気/治療についての認識，ヘルス・リテラシーなどにおいて違いが見られるかどうかを検討した。

4 インタビュー資料の分析

資料を整理し，第1段階の単純分析を行なった。その分析結果の一部を示す。

①性別での違いで顕著な点は，いずれの年代も，女性の健康保持と病気予防の対象の関心は自分自身よりも家族内の幼い子どもや高齢者により強く向いているし，自分の病気予防の関心は乳がんや子宮がんに限定される傾向がある。

　男性では，高齢者では，受療中の人の割合が多く，その影響か，健康保持への関心は，60歳代以下の人々に比べ高い

②年代別で見ると，70歳代以上の高齢者では，男女ともに健康保持の関心が高く，受療行動が活発である。60歳代以下では，男性の健康保持の関心は男性高齢者より低く，また，同年代の女性より低い

③働き盛りの男性のヘルス・リテラシーは高いが，病気予防や健康保持のための具体的な行動は取っていない。ヘルス・リテラシーの高いか低いかよりも，自分自身が受療中かそうでないかということのほうが，保健行動のインセンティブに結びつきやすい

④旧住民と新住民との健康保持のための知識や行動の違いは，高齢者の間では大きいが，60歳代以下ではほとんど違いが見られない

⑤健康保持のための知識や行動を獲得した経緯は，ライフサイクル全体に及び，人は長い間にわたり，さまざまな情報源を持ち，さまざまな指導を受けていることがわかった。テレビからの情報量は多いが，それが，現実の行動に結びつかない傾向にあること，一方では個人間の情報を信頼しやすく，行動に結びつくことが多かった

⑥医師や看護師，保健師からの指導やアドバイスは本人にとって重要であるが，それへのコンプライアンスは，個人差が大きいことがわかった

この事実は，松本さんの研究テーマの大きな柱である「**健康生成の促進と阻害をもたらすもの**」と深く関わり，詳細な分析と追加のインタビューが必要となった。

　以上のように，性別，年代別，職業別，旧／新住民別の間には単純な違いは見いだせないことがわかり，第2段階の分析では，回答内容の関連性に考慮しながら細かな分析が必要であることがわかった。

5 より詳しいデータの収集

　次に，調査に協力してくれた人の中から，特に健康保持に関心があり，質問項目全体について多くを語ってくれた人を選んで新たな協力依頼を行なった。また，最近入院治療を経験した人，現在何らかのリハビリテーション治療を受けている人，近年出産した人に，自治会長および保健指導員の情報を元に面会し，新たな研究協力を依頼した。

6 研究計画の変更：指導教員との会話（4）

　松本さんは，インタビュー資料の整理と第2段階までの分析を終えた段階で，アンケート調査を行なう必要性がないと考えていることを指導教員に告げた。指導教員は，分析結果と松本さんが示した暫定的な結論を見て，研究計画の変更を承認した。そのうえで，次のような指導を行なった。

〔研究の新しい展開のためのアドバイス〕
教員：あなたの分析から個人が健康保持のための知識と行動を獲得した経緯に多様性があることがわかります。唯一，高齢者では，新・旧住民の間の差異が顕著であることには注目されます。この点を，あなたはどのように対応しますか？
松本：私には，この点が「健康生成」と結びつく1つの突破口になるように考えます。そこで，文書資料の調査をすぐに始め，旧住民が小学校時代からの保健状況と環境を調べ，それに基づいて，追加の調査と分析を行ないます。
教員：それでは，**異なる質の資料の取り扱いに注意**しながら，分析をしてください。

7 全体資料の整理と分析

　エスノグラフィー研究では，さまざまな手法を用いてデータを収集するため，資料整理にはいくつもの工夫が必要になる。また，インタビュー資料か参与観察による資料か，文書資料かによって，資料の間に内容の重要度と質に差があり，その検討も必要になる。**研究目的を常に明確にし，その目的のためにどのような資料を収集してきたか，研究途中で何度も確認することが大切である**。それを怠ると，**研究目的がいつのまにか資料の山に埋もれて見えなくなってしまう**。

　以下に，松本さんの研究を例として，資料整理の結果をどのように工夫しながら分析していくかについて述べる。

① 収集した資料の重要度の順位を決める。松本さんの場合は質・量を考えて，半構造化インタビュー資料を第1，参与観察の資料を第2，文書資料を第3とした
② 分析の際には，どの方法によって収集した資料かを，そのつどメモとして記す（最終的な論文作成では，必要のない箇所では，そのメモを外す）。
③ 研究テーマに即した重要な概念（例えば，「健康生成」）を選び出し，それに関すると考えられるデータをまとめる。（詳しい手順は上で記している）
④ 概念間の文脈をみつける

　松本さんは，以上のような資料の分析を繰り返し，論文作成を行なった。

LECTURE

文脈と概念との関係，概念の再構築，さらに新しい概念へ

　データから文脈を見つける際に，それぞれの分野で決定している概念を使うことが有効である。そのためには，その分野で評価の定まっているテキストや多くの人が引用している先行研究の論文を読み，どのような概念がどのような意味内容をもっているのかについて知識を蓄積しておかなければならない。

　文脈を自分が集めた多くのデータの中から見いだす際に，自分の研究分野の概念を手掛かりとすることができる。例えば，精神障害者の社会復帰について，「リカバリー」という概念が注目されるようになっている。「リカバ

リー」は，精神障害からの一直線のあるいは一方方向の回復というより，いうなれば障害を持った人の行きつ戻りつのプロセス全体を言うのであり，周囲の人々や社会がこのプロセス自体を尊重し支援することで，精神障害を持つ人は「生きやすい」状況を得ることができる。

　この概念を手がかりに，障害を持つ人の家族からの聞き取りデータの中に障害を持つ人自身だけではなく，家族もまた生活のさまざまな場面で「生きやすさ」を得ていることを示す文脈を見いだすことができるかもしれない。それを手掛かりとして，「リカバリー」概念そのものの再構築も可能になるかもしれない。こうした研究上の発展については『ベナー　解釈的現象学』*に収められている「ケアリングの科学は可能か？」の中で，マーガレット・ダンロップが「ケアリング」の概念について述べているので，参照することを勧める。

* 文献解題（p.124）を参照のこと

STEP 3 データ分析の手順

　質的研究は大きく前半と後半とに分けられ，前半は調査によるデータ収集とデータ整理であり，後半はデータ分析と論文作成である。

　もちろん「良質の」データがないと良い論文は書けないのだが，それまでの学問的蓄積が問われるのは後半の**データ分析**である。そこで，改めてデータ分析の手順を示す。

1 「現場 100 回ならぬデータ 100 回」： データを何度も読む

　刑事もののドラマでベテランの刑事が新米の刑事に向かって「犯人を挙げようとするなら犯行が行われた現場に 100 回足を運べ」という決まり文句を言い聞かせる。これに倣えば，よいデータ分析をするには，何よりも生のままの「データを 100 回読む」ことが大切である。

　データ収集と整理に多くの時間と労力を使ったので，ついデータを読むことに時間を割きたくなくて，一挙にデータ分析を始めたくなる。しかし，これでは重要な手順である，**文脈の発見**ができない。

データを読む回数だけが重要なのではない。場所を変え，時間帯を変えながら同じデータを何度も読むと思いがけない発見をすることが多い。それは，データが文字になっているために，語り手の表情や語ったときの状況が削られているからであるし，観察記録に至っては，観察したことの数分の一しか文字に記されていないため，データがもつ意味を1つの側面からだけ読んでしまうからである。場所を変え，時間をおいて読み返すと，後で述べる**文脈**が見えてくる。

2 データの中に「核」を見いだす

「核」は，研究協力者の語りの中の言葉のこともあるし，トピックスやエピソードのこともある。繰り返されて使われている言葉，複数の人物から繰り返し語られているエピソードなどである。

3 ジグソーパズルをイメージする

ジグソーパズルをイメージし，パズルのチップをグループ分けするように，関連すると思われる「核」を集める。

ジグソーパズルを上手に行なう人は，はじめのうちはパズルのチップの形にとらわれない。最初に同じ色のチップだけを集めてグループを作る。そのうえで，それぞれのグループの中で形の合うものを組み合わせていく。このように，1つの「核」に関連するデータを集めてその「核」のグループがどのような内容を示しているかを見いだしたら，それを簡単な文章にまとめる。これを「暫定的な小さな結論」と位置付ける。

言葉が核となった事例

Aさんは，無痛分娩が日本で普及しない要因を明らかにしようとする研究で，無痛分娩を経験した経産婦の語り（a），無痛分娩を経験していない経産婦の語り（b），助産師の語り（c），産科の医師の語り（d）を聞き取り調査によって収集した。いずれのグループでも「痛み」という言葉が頻繁に語られていることから，この言葉を第1の「核」とした。そこで，「痛み」が使われている文を抜き出した。次に見いだせた「核」は「自然」であった。さらに，「痛み」という言葉が「自然」という言葉が語られる中で関連して語られていることを見いだした。さらに，「自然」は「母親としての誇り」「母としての強み」「子どもへの愛情」という語句と関連して語られていることも見いだせた。

| *1 ある学位論文の議論の過程の一部分をアレンジしている

以上のことから，暫定的な仮説として，「自然分娩において産婦が経験する出産の痛みは，自然なものとして肯定的にとらえられていて，痛みの経験が子どもへの愛情を醸し出す契機として肯定的にとらえられている」とした[*1]。

> **エピソードが「核」となった事例**
>
> Bさんは，過疎化と高齢化が著しく進行したある地域で，人々がどのような「社会資源」を活用しながら，介護や支援を必要とする1人暮らしの高齢者を支えているか，また，介護を必要とする高齢者自身がどのように社会資源を利用しているかを調べようとした。「社会資源」というテーマが広いため，研究協力者の語りは過去から現在まで，家族，親族から地域の伝統行事に至るまで多岐にわたり，多くの語りデータが収集できた。
>
> こうして集まった膨大なデータを，まとまりのある情報ごとに小見出しとキーワードをつけて整理し，表計算ソフトを使いながら，どのような小見出しがどのような分布を示しているかに注目した[*2]。その中で注目されたのが，ほとんどの研究協力者が，10年前に遠く離れた地方から移住してきた40代後半のXさん（女性）が介護保険制度発足と同時に介護ヘルパーの資格を取り，在宅介護サービスをはじめたことについて語っていることであった。Xさんについては，その人柄や伝統行事に積極的に参加していることなど，さまざまな小見出しの語りの中でも見いだせた。これらのデータから，あらためて，Xさんを「核」としてデータを組み替えてみた。この組み換えでは，表計算ソフトにデータを整理していることが大きく役立った。こうした手順をふんだうえで，Bさんは「過疎化と高齢化の進行の中で，住民は地域の社会構造が大きく変化し，個人の利用できる社会資源が量的質的に変化していること，そして，社会資源の組み換えが必要になっていることを漠然とでも認識し始めている。Xさんの存在は住民にとってこうした変化の象徴となっている」という暫定的で小さな結論を得た[*3]。

*2 第2章p.38-41を参照のこと

*3 ある学位論文の議論の過程の一部分をアレンジしている

4 文献研究の重要性をあらためて認識すること

このような手順を繰り返しながら，小さな結論から大きな結論へ，暫定的な結論から，最終的な議論へと展開する中で，それまで読んでいた文献の中で示されていたデータと著者の議論との結びつきがはっきりと認識できるようになってきた。自分がどのくらい文献調査をしてきたか，どれくらい理解しながら読んでいたかが試されていることに，松本さんは気づいて，質的研究では調査とともに文献研究が重要であるとあらためて認識した。

第6章

質的研究の問題点とその対策

　本章では，質的研究への必要性がさまざまな領域で認められその研究結果が高く評価されている一方で，特に，学位論文が審査されるときに取り上げられることが多い方法論への「疑問」や「問題」とされる事柄を取り上げる。次に，それらの「疑問」や「問題」への対応策について述べる。

　「問題」とされる理由と，その問題への対応策を検討するに当たり，文化人類学の方法と理論を参照する。その理由は，文化人類学は多くの具体的な研究方法と理論を質的研究に提供してきただけではなく，半世紀以上にわたり，文化人類学に向けられてきた方法論上の批判に対応してきたからである。

◆　◆　◆

　質的研究へ向けられる「疑問」や「問題」の大きさは，**期待される役割の大きさ**に比例するのである。したがって，質的研究へ向けられる「疑問」や「問題」とされる事柄に真摯に対応することが，質的研究の学問的レベルの向上につながる。

STEP 1

質的研究への批判的評価の検討

1 質的研究の評価において呈される疑問や方法論上の「問題」の背景

　質的研究については既に数多くの文献が刊行されている。質的研究の歴史や学問としての本質についてのものから，具体的な研究法について，あるいは研究テーマを限定したうえで具体的な方法を示す文献まで，実に多様である。質的研究に多くの方法と概念を提供してきた文化人類学の方法と理論を正面に打ち出した質的研究の文献もある[*1]。ところが，質的研究についての議論が活発に行なわれているように見えながら，実際に行なわれた質的研究の成果が理解されず，時には厳しい批評にさらされる。

　これから質的研究を始めようとする人からは，

「質的研究の面白さと重要性はよくわかっているが，自身で行なおうとすると，どこから手を付けてよいのかわからない」
「質的研究で学位論文を提出したが，分析の内容とデータの信用性に対して批判的意見が多く出され，質的研究を断念した」
「質的研究で学術誌に論文を提出すると多くのコメントを付されて返され，それに対して修正してもなかなか採択されない」

などの言葉を頻繁に聞く。そして，質的研究を進めようとしている大学院生を指導する教員においても指導の難しさ，学生の研究の質の確保の難しさが議論される[*2]。このように，質的研究の必要性への認識は高まっているのに，現実には，質的研究をめぐる環境は厳しい。

　こうした状況が生まれる背景として次のことが考えられる。
　何よりも質的研究においては研究を支える理論，研究によって明らかにしようとする目的や目標，さらには，研究という行為についてのイメージが「実証主義」の学問分野のそれとは大きく異なるため，実証主義の分野では理解されにくい状況がある。実験科学に基礎をおく実証主義[*3]が主流の研究分野であるライフサイエンス（健康科学）においては，「質的研究は重要である」という一般的な認識はあっても，また，その理論と方法につ

[*1] キーファー，クリスティ・W (2006) 著，木下康仁 訳：文化と看護のアクションリサーチ——保健医療への人類学的アプローチ，医学書院，2010.

[*2] 特集　質的研究方法を用いた博士論文作成指導の技法——メンタリングプロセスに焦点を当てて，看護研究 46(4)：360-397, 2013.

[*3] キーファー，クリスティ・W：前掲書，pp.24-34.

いてある程度理解していても，研究の詳細で具体的なプロセスと内容を理解し評価するのには困難を伴う。

そこで，科学的実証主義が主流である学問分野で質的研究を行なう場合には，質的研究は科学的実証主義に基づいた研究とは理論も方法も異なること，場合によっては研究の前提さえ異なることを丁寧に説明し，質的研究は疑いもなく広い意味において「科学」であると理解してもらうための対応策が必要である。

2 質的研究へ向けられる批判的評価とそれへの対応

質的研究に向けられることが多い批判的評価を次のように整理し，次にそれへの対応について簡単に述べる。

①質的研究の方法は多様であるにもかかわらず，その中の１つを採用した理由についての理論的根拠の提示や説明が不十分

同じく「質的研究」と言ってもさまざまな理論と方法がある。それにもかかわらず研究を実施する人は自分が採用した方法と研究目的や研究テーマとの整合性あるいは妥当性を十分に検討していないか，検討したとしても具体的な記述を省略する。一方，読者や査読者は，質的研究には多様な方法が含まれているにもかかわらず，自分の理解している，あるいは知っている「質的研究」とその方法を基準として，対象となる研究成果を理解しようとする。

【対応策】

多様性に富む質的研究全体の中のある限定された方法で研究を実施すること自体は，何も問題ではない。しかし，研究を行なう人は質的研究全体を俯瞰し，自分の研究テーマにとって多くの方法の中のどの方法が適切であるか検討し，その結果として自分が採用した具体的方法について十分な説明を行なわなければならない。

②質的研究で採用されている理論を相対化するための考察と議論の不足

質的研究は看護学を始め健康科学（ヘルスサイエンス）分野で注目され多くの研究で採用されている。それは，健康科学の実践である医療や看護，介護の分野では実践の対象となる人々をより深く理解することが最重要課題だからである。対象者は実践者とは対照的な存在であり，より良い

実践を行なううえで対象者を深く理解することが重要であると，現在では広く認められるようになった。しかし，自分自身と対照的な立場にある人を理解することは容易ではなく，そうした状況において質的研究は有効な方法として認められるようになってきている。

ただし，健康科学における学問的理論の主流は「実証主義」と「演繹法」である。実験科学に基礎をおく実証主義*が主流である研究分野においては，実践において「質的研究は重要である」という認識はあっても，読者や査読者自身が実証主義の研究を行ない，質的研究を実際に行なった経験がない場合には，質的研究を理解するときにそれと気づかず自分がなじんだ理論と方法を基準とする。実際に質的研究を実践した研究者でなければ，研究の詳細を理解し評価するのには困難を伴う。評価基準の項目の多さは，むしろ，評価する側の質的研究への知識／理解不足と実際に進められる具体的な研究プロセスを推察する力に欠けることを物語っている。

* キーファー，クリスティ・W：前掲書，pp.24-34.

【対応策】

何よりも，質的研究を行なう研究者自身が自分の研究で使っている理論を理解し，それが「科学的実証主義」とどのように異なるかを承知しておかなければならない。

そのうえで，研究方法とその結果得られたデータの分析の方法とプロセスを，質的研究を実践した経験がない読者に理解してもらいやすいかたちで提示する方法を開発しなければならない。

グラウンデッド・セオリーが健康科学分野において質的研究の代表とみなされ一定の評価を得ているのは，その提示法を高度に発達させているからに他ならない。しかし，言うまでもないが，グラウンデッド・セオリーは質的研究の代表というわけではない。

③**質的研究で提示するデータがもつ理論的意味の説明不足**

質的研究におけるデータは科学的実証主義による研究で収集されたデータと基本的に異なる。その違いはデータ収集，整理，分析の方法に至るまで異なるが，それが理論の違いによることを明確に説明する必要がある。質的研究ではそれぞれのデータ内およびデータ間の関連性（文脈）を見いだすことが求められる。そこではデータに均質性が求められるよりも，**少しでも多くの文脈が説得性をもって示されることが求められる**。したがって，多様なデータが示され，また，それぞれのデータがある現象の「代表的データ」あるいは「事例研究」として示される。

データの「代表性」という考え方は実証主義に基づいた量的研究のデータが厳密に検討された条件を満たしたものに限られるのとは対照的である。

【対応策】

　何よりも，どのようにデータが収集され分析されたか十分かつ適切に示されなければならない。どのような状況で，どのような方法で，どのような人々を対象にした結果得られたデータであるかを示す。

　次に，データの整理方法を具体的に示し，そのうえで，質的研究で重要な文脈を見いだす手順を示す。文脈の発見の過程は，いくつもあるデータ間の関係を見いだすことから始まるが，その関係性についての説明が十分でなければならない。先行研究からの参照を示したうえで，研究者独自の発見の妥当性を述べることが必要である。

　「データの代表性」については後段で述べる。

④質的研究においては文章表現およびデータ提示の方法が科学的実証主義による研究と大きく異なることへの認識不足

　科学的実証主義に基づく研究論文では論述の形式があり，データ表示の方法にも一定の様式がある。しかし，質的研究ではほとんどの場合論文の記述に形式はなく，データの内容も多様であるので形式が決まっていない。このことが質的研究を専門としない読者や査読者にはなじまないだけではなく，エッセイ（仏：essai，英：essay，随筆）や単なる記録とみなされることになる。

【対応策】

　学位論文の場合，研究科によっては論述の形式が決められていることもあるが，その場合でも質的研究の内容をよく理解してもらい的確に評価してもらえるためには，

①研究の目的，テーマの選択過程，研究方法の選択理由，研究対象者（研究協力者）の選択の根拠などについて十分かつ適切に記述する
②質的研究の大きな役割であり特徴でもあるこれまで知られることの少なかった生活世界を明らかにするには，文章表現はもちろん論述の順序，小見出しや節・章の表現に十分な工夫が求められていることを忘れてはならない。
　これは「それを知らない人々に知られてない世界を描き出す」エスノグラフィーの手法である

③データと論述の整合性を納得してもらえるよう，十分検討する。

　以上のことが重要であり，そのために，データ整理の手順を示し，それぞれのデータごとに簡単な解説をこまめに記す。

> **LECTURE**
>
> **質的研究の論文が「エッセイ」とみなされないために**
>
> 　自分の論文や論考が，実証主義を標榜する分野の大学の同僚から冗談交じりとはいえ「質的研究はエッセイのようだ」と言われたと，その悔しさを打ち明けられることがよくある。「エッセイ」とみなされないようにするには，本文中に記したように手順を踏み研究方法を丁寧に説明することはもちろんだが，文章表現に細心の注意を払うことが必要である。細かなことであるが，「---である。」「---だと考えられる。」「---と推測される。」など，ある事実や結論についての記述の後によく使われる表現は，そのときの気分で使い分けてはならない。どのデータをどのように分析した結果この（小さな，あるいは仮説的な）結論を得たのか，どのように表現するかその都度点検しながら記述しなければならない。この作業は，英語で文章を書くとき，冠詞に'a'を使うのか'the'を使うのかよく考えなければならないのと似ている。英語を母語とする人々はどちらの冠詞を使うかは次に来る名詞が文章全体の中で示す意味によって決めるのであり，恣意的に使っているのではない。

3　質的研究におけるデータとしての「事例研究」からの検討

　質的研究において提示されたデータが研究テーマとして取り上げられている現象の典型的なケースであるかどうか，つまりそのデータの「代表性」へ疑問が呈されることが多い。

　しかし，質的研究において，データの代表性というものが問題視されること自体が質的研究を否定しかねない。質的研究では，むしろ，**提示されたデータが研究テーマで取り上げられた問題への説明となるだけの十分な内容や条件を備えているかどうか**が重視されるべきである。この点を理解するうえで「事例研究」について検討することは有効である。

【質的研究におけるデータと精神科治療における症例研究】

　「事例研究」について述べる前に，質的研究におけるデータがもつ意味

を精神医学における「症例研究」になぞらえてみる。精神医学の臨床では数多くの患者を治療するが、その中から特別に選び出された患者の症例が研究の対象として提示される。取り出される症例は恣意的でなく、他の多くの患者の症状とは大きく異なる特殊な症例か（A）、他の似た症状を示す患者の状況を理解し治療に役立てることができると研究者が考えて選び出されたもの（B）である。（B）の場合、選び出された患者の症状とよく似た症状を示す多数の患者がいて、取り出された患者の症状は他の患者の症状に比べるといくつもの要素を含む複雑なものであったり極端であったりするので、研究者が考察の対象として取り上げるのである。

【事例研究】

ステイク（Robert E. Stake）は事例研究を、「個性探求的な事例研究」「手段的な事例研究」「集合的な事例研究」とに分けて考えることを勧める。ただし、ステイクはこの分類を確定的なものというよりは発見的なものと捉えているという*。

* ロバート・E・ステイク：事例研究, p.104, N.K.デンジン, Y.S.リンカン編, 平山満義監訳：質的研究ハンドブック2巻, 北大路書房, 2006.

「**個性探求的な事例研究**」とは，

「その事例が，他の諸事例を代表しているとか，それが特徴的な兆候や問題を示しているからではなく，事例そのものが，その固有性と常態において関心がもたれているがゆえに，研究が着手されるのである」

（デンジン, N.K., リンカン, Y.S.：前掲書, p.103）

「**手段的な事例研究**」とは，

「主としてある問題に関する洞察を示すために，あるいは一般化を導くために，特殊な事例が研究されるとき（をいう。）【中略】この場合，事例そのものは二次的な関心であり，それは補足的役割を果たしたり，何か別のものについての理解を促進したりするのである。事例自体は深く検討され，その文脈は吟味され，そこにおける日常的な活動は詳述されるが，これらはすべて，研究者が事例そのものとは離れたところにある関心事の追求に役立つのである。その場合の事例は他の諸事例の中の典型的なものと見なされるかもしれないし，そうではないかもしれない。【中略】ここでは，事例の選択は，他の関心事の理解を促進するために行われる」

（デンジン, N.K., リンカン, Y.S.：前掲書, p.103）

「集合的な事例研究」とは，

「(研究者が) 現象や母集団や一般的状況を研究するために多くの事例を研究することがある。[中略] これは複数事例に拡大された手段的研究である」　　　　　　　　　　　　（デンジン，N.K., リンカン, Y.S.：前掲書, p.104)

上で挙げた精神医学の症例研究との比喩に戻れば，(A) は「個性探求的な事例研究」であり，(B) は「手段的な事例研究」といえる。

ステイクは，事例研究は一般化可能性の限界を明らかにしていくとともに，理論を修正し，それ以降の研究に必要な複雑性を提起するという点で重要性をもつとする。そして，事例の報告の目的は，

「その事例がかかわる世界を代表できるものを作り出すことではなく，その事例そのものを表象することにある」
（デンジン，N.K., リンカン, Y.S.：前掲書, p.118)

という。別の箇所では，**研究上重要な現象を理解できるかどうかは事例を適切に選ぶことに依存しているとも言う**
（デンジン，N.K., リンカン, Y.S.：前掲書, p.114)。

事例研究は質的研究の中の1つの方法であるが，事例研究を手がかりに質的研究におけるデータの意味を考えることができる。

STEP 2　質的研究の評価基準項目の検討と対応策

ここで，現在，一般に質的研究の評価において取り上げられることの多い評価基準が，**実は，質的研究に適用するには問題がある**ことを，文化人類学の研究方法を参照しながら，事例を示しつつ述べる。

1 メンバーチェッキング

質的研究では，研究テーマが同じであっても，研究テーマに関わる調査

条件や研究対象者の属性が多様であるため，後になって，全く同じ環境，同じ状況のもとで同じ研究対象者（研究協力者）に他の人がインタビューしたり参与観察するなどの再調査を実施するのは不可能である。つまり，メンバーチェッキングは，同じ条件を備えたサンプルに対して再実験する実験室での研究のようには行なえない。複数の研究者が同時に同じ研究対象者にインタビューする，あるいは同じ場面を観察する以外に方法はない。

【文化人類学を参照すると】

さらに，別の理由からも**メンバーチェッキングは困難**である。

文化人類学の領域では，頻度としては少ないが，複数の研究者が同じ時期に同じ調査地で共同研究を行なうことがある。その場合，ある協力者がある調査者Aのみに特定の情報をもたらし，その情報を別の調査者Bが確認のため尋ねると，「そうしたことは知らない」と否定されることがある。文化人類学では，こうしたことが起きることを了解している。それは，後で述べるように，協力者は研究を推進するために情報をもたらしているというよりも，**自分の中にあるなんらかの動機**によって情報を語ってくれているのである。

筆者（波平）の経験では，比較的孤立した村落で，その地域での民間信仰が差別的な内容を含むものであったため，多くの人はその信仰について知ってはいたが，外部の人に話すことがはばかられていた。しかし，情報をもたらした協力者は，その差別が調査時点でなおも残されていることに憤りと疑念をもっていて，自分の元をたびたび訪れる調査者Aからこの状況についてなんらかのコメントが聞きたくて話したのであった。ただし，その内容を外部の者に話したことを地域の人びとに知られたくないため，調査者Bには話したことを否定したのである。

一般には「**研究協力者**」あるいは「**研究参加者**」というよび方を調査対象になってくれる人びとに与えているが，このこと自体が，**質的研究の理解を阻んでいる**とさえ言える。文化人類学では研究が盛んになるにつれ，研究者と調査の対象者との関係について研究者の間に反省が起きてきた。一方的に情報を取りそれを元に研究成果を上げることはある種の「搾取」ではないかと考えられるようになったのである。そうした中で，十分に研究の目的を話し納得してもらったうえで，研究のために情報を提供してもらわなければならないとする風潮が一般的になってきた。それが「研究参加者」「研究協力者」というよび方として定着したのである。

しかし，**これにはかなりの欺瞞とまで言えなくても危うさがある**。なぜなら，ある研究プロジェクトについては調査対象となった人びとは理解したとしても，研究者のそれまでの研究歴については漠然としたイメージしか抱けないし，研究内容については，その人の生活範囲の中で理解することしかできない。研究者と調査対象になってくれる人との間には，研究に関しては，完全な平等関係は成立しないのである。それにもかかわらず，「研究協力者」「研究参加者」というよび名を与えるうちに，情報を提供してくれる人びとが，あたかも**研究者自身と同じ動機付け，同じ目的で行動しているかのような錯覚**に研究者が陥ってしまう危険があることに注意しなければならない。

2 データの信用性の確保

　データの信用性が確保できているかどうかを，審査する側が具体的にどのように行なうのかが，基準の中には示されていないことが多い。信用できるかどうかは，同じようなテーマでの先行研究を参照することによってある程度可能であるが，質的研究は研究テーマの独自性や新奇性が高く，同じ条件を備えた先行研究は少ない。さらには，「新しい視点」を得ることを目的とするため，集められたデータが，例えばインタビュー調査における質問の中にこれまでの研究にはない質問項目が含まれているために，先行研究には見当たらない内容になっていることも多い。

【文化人類学を参照すると】
　文化人類学では，これまで調査目的で研究者が訪れたことがなく，詳しい情報が全く外部に知られていない小さな比較的孤立した集団を調査対象にすることが多かった。そうした小さな集団では外からわずか1人の人間が入り込むことでもその集団の資源の配分や人間関係，力関係を変えることになるため，複数での調査はできない。1人で集めたデータの信用性を確認することは，現地へのアクセスの困難さや新しい言語を習得することが困難なため，別の研究者が同じ集団を再調査することは長い間行なわれなかった。
　それにもかかわらず，そうして集められたデータが信用性を確保しているのは，研究者が記したそのデータの内容の詳しい記述と，個々の事実がもつ全体状況との整合性である。データの信用性は，研究者のデータについての分析とその議論を，文化人類学の理論と照らし合わせ，第3章で述

べているエスノグラフィーに蓄積された情報を参照することによって，他の文化人類学者によって承認される。

3 研究協力者（研究参加者）の選択基準の適切さ

　研究テーマと研究目的に応じて研究参加者の条件は決められる。しかし，その条件をすべて備えた人を捜し出すのは容易ではない。また，主体性をもつ研究協力者は生活者であり，さまざまな生活上の制約の中で生きている。

　理論的に最も理想的な条件を備えた研究協力者に出会ったとしても，その人が十分な時間を提供できなかったり，上記のように，後になって情報を否定したりすることは頻繁に起きる。本人から調査内容を発表してもよいという承諾書をいただいていたにもかかわらず，家族が発表を断る事例にもたびたび出会う。

　研究協力者の選択基準を厳密に定めても，実験における条件を整えるようには，予定していた協力者が得られないことは質的研究では織り込み済みでなければならない。そのような場合，別の研究協力者の与えてくれる情報（データ）を，また，**最初の目的に合わない情報**であっても，それを**研究に最大限生かすことができる**のが質的研究の特徴であり，利点である。

【文化人類学を参照すると】

　文化人類学では，何年にもわたって何度も調査に訪れたとしても，そして，すっかり緊密な関係ができていると調査者が思っていても，外部者である研究者には明かされない情報が数多くあることを文化人類学者は知っている。文化人類学では，「**ある情報が明かされないこともまた，情報**」なのである。次の事例は，情報が明かされなかったこと自体が重要なデータであり，そのことから研究がレベルアップした例である。

> **事例**
> 　ある大学附属病院の総合診療部では，治療結果が思わしくないためいくつものクリニックや病院を受診してきた患者たちの治療歴と病歴の聞き取りを丁寧に行ない，適切な検査と治療を行なうための聞き取りのマニュアルを作成しようとしていた。それは，できるだけ早く患者の苦痛を取り除き，また，医療資源を有効活用する目的であった。大学病院を訪れる患者の中から，主治医とラポールが比較的形成されている何人かの患者を選び，試験的

> にマニュアル作りを始めた。その中に，たびたび胃潰瘍を発症し，激しい痛みで病院に救急搬送される男性がいた。この男性のケースでは総合診療部での聞き取りがはかばかしくなく，他の患者のように，それまでの治療歴と治療行動との間に関連性が見いだせなかった。
>
> 　激しい痛みに襲われる前になぜ受診しないのかが問題とされ，医師と看護師が繰り返しこの男性に面会し質問したが，はっきりした理由を男性は語らなかった。そこで，この男性に，医療施設のスタッフでなく，医療者でもない部外者にインタビューを行なってもらったところ，「10代のときに虫垂炎を誤診され腹膜炎を発症したとき以来の医療不信から，救急で運ばれたとき毎回医療スタッフがきちんと自分の症状に対応するかどうか試している」という答えが戻ってきた。懸命に治療に当たってきた医師たちとインタビューを重ねてきた医療スタッフにとっては驚くべき内容であった。
>
> 　そこで，総合診療部のスタッフは，これまでこの病院が男性にとってきた医療的処置の内容について詳しく示し，そのうえで，救急搬送されるまで胃潰瘍を悪化させると生命の危険にさらされること，痛みは身体の危険信号であることを，時間をかけて述べた。そのうえで，20年前，この男性の医療不信を引き起こした医院の医師の誤診と不適切な対応について，なぜそうしたことが起きたのかを，「あくまで医療側の視点からの説明」としたうえで述べ，医療不信が原因で自分の健康をさらに損なうことの危険を理解してほしいこと，受療行動を変えることの重要性を十分述べて納得してもらった。
>
> 　この総合診療部では，この患者のケースを特殊なものと捉えず，むしろ<u>プロジェクトの適切なモデル</u>としてマニュアルを作成し，目指した効果を上げることができた。

　質的研究の面白さ，重要性，必要性はこうした**予想しない発見**にある。さまざまな制限から，研究テーマに基づいた仮説を証明するための条件を備えていないかにみえる研究協力者であっても，その人のもたらした情報（データ）は，条件上ではより良い研究協力者のもたらすデータと同等の貢献をすると，文化人類学ではとらえる。**データの貢献度は，研究者がデータをどの文脈で分析するかにかかっている。研究協力者の条件の違いを，分析する際の文脈の違いに置き換えることができるのである。**

　さらに，この事例では，医療スタッフではなく，この患者とは初対面の外部者にそれまで一度も口にしなかった内容を語ったという事実が，質的研究を理解するうえでは重要である。ちなみに，この男性は約30分間，途切れることなく自分の経験と医療への感想を語った。このように，「**研究協力者**」は研究に協力するというよりは，自分に質問したり語りを聞いてくれる人との関係性の中で語るのであり，研究の目的や内容を完全に理

解したうえであるいは賛同したうえで研究者に対応しているのではない。このことは，次のデータの真正性を考えるうえでも重要である。

4 データの真正性

　データが真正であるか，信頼性の高いものであるかを証明することは，質的研究における研究対象がもつ「特殊性」のために決して容易ではない。研究対象は生活者であり，いくつもの生活上の条件に囲まれて生きている。ある時期にある人物に語る内容はあくまでそうした条件の中での行為である。別の時期に，その人物の社会的地位や役割や人間関係が変われば，容易に，かつて語った内容を否定することもある。

【文化人類学を参照すると】

　文化人類学の領域でよく知られたエピソードと，ある文化人類学者の経験を記して「データの信頼性」「データの真正性」について考えてみよう。

　1930年代にある文化人類学者が南太平洋の島で調査を行い，その社会では子どもたちが性的な話をしたり性的遊びをすると報告した。それは，歴史学者のアリエス（Philippe Ariés）が『〈子供〉の誕生』*で指摘したような，「ある時代までは〈子供／こども〉が存在しない」というのではない。この研究では時代により社会により「こども」とされるものの内容が異なることを指摘し，「こどもは性的な事柄から遠ざけられるべき」とするのは当時の欧米的な固定観念であり，社会が異なれば，こどもであっても性的な事柄から閉め出されることはないとする重要なデータを示したのであった。1980年代になり，別の文化人類学者が同じ島を調査した際，インタビューに応じた当時10代の少女だった女性たちが生きていて「彼女（1930年代の調査者）には冗談を言ってからかってやったのだ」と述べ，自分たちがこども時代に性的遊びをしたことを否定した。

　この高齢となった女性たちの話をどのように受け取り理解するのか。少なくとも2つの解釈が成り立つ。1つには，後に高名な文化人類学者となった人の研究上の汚点として，あるいは，文化人類学の研究上の問題点とみなし，自らが調査を行なうときの教訓とするのか。もう1つには，文化人類学では常識となっているように，人は状況に応じて行動するのであるから，その後の半世紀の間に欧米的な文化の影響を受けたこの島嶼社会では，こどもが性的遊びをすることには否定的評価が定着しているのは当然であり，また彼女たちは既に孫やひ孫までいる尊敬される位置にある人

＊ アリエス，P.（1960）著，杉山光信・杉山恵美子訳：〈子供〉の誕生——アンシァン・レジーム期の子供と家族生活，みすず書房，1980．

びとであることから，かつての自分たちの話した経験を否定するのは当然と考える。つまり，人の語る内容は，それが広く知られていて否定できない事実でない限り，その人のおかれている状況によって，変更されたり否定されることはたびたび起きるということを証明するデータだということである。

　筆者は，後者の解釈を採る。それは次のような自身の経験による。1960年代に，九州の離島で調査を行なった結果をいくつかの論文と著書に発表したが，その研究を発展させようと計画したある大学院生が筆者の文献を持参して，同じ地域社会の人びとに事実を確認したところ，「全くそのようなことはない」と否定されたと筆者に連絡してきた。その事実とは，女性の生殖に関わる生理的現象を「ケガレ」とみなし，男性のみが関わる漁業と神事から厳格に遠ざけられることである。時代的に20年以上経過しているだけではなく，その間，漁業の形態が大きく変化し，1960年代には日帰り漁だったのが，1年の大半を他県の海域で操業するため，男性はほとんど島では生活しないという生活全体がそして男性と女性との関係が劇的に変わったことが，女性の生殖にかかわる生理現象が不浄性（ケガレ）を帯びたものとみなさなくなった原因の大きなものであった。この変化は，筆者の分析の適切さをむしろ証明するものであった。

　重要な点は，調査地の人びとが，現在の生活の実態や認識あるいは価値観に基づいて，過去に自分が語った内容を否定するだけではなく，過去の慣習や行事の細部まで否定することである。その理由はさまざまあるが，根本的には，調査地の人びとは，まさに生活者であり，その時々の生活内容とそこから得られる，また，**生活を支えている価値観や世界観に沿って生きている**からである。

　筆者の場合，共同調査であったことから，また，共同研究の成果が参加者の論文集として調査の後，それほど時間をおかず発表されていたことから，先のように調査地の人びとが否定してもデータの「真正性」を疑われることはない。それにしても，生活者である人を対象とする研究の難しさ，そして面白さを示す事例である。ただし，**データの真正性が疑われる場合**をあらかじめ予測して，本章の後半で述べるように対応策を取らなければならない。

　ところで，時には，自分や自分の家族だけではなく地域に起きた出来事の詳細なメモや日記を記録しており，驚くほどの記憶力で過去を語る人に出会うことがある。後になって，その人の記録や語った内容を地方史や新聞，役所の記録と照合すると，彼/彼女の記録や記憶が正確であることに

も驚かされる。

極めて同質性が高いと思われる地域社会であっても，そのメンバーには多様性があることも同時に知っておかなければならない。

5 サンプルの代表性と研究協力者の数ないしは事例の数の適正さ

収集したデータが研究テーマに沿った現象をどの程度代表しているかが問題視されることが多い。それは一般的に調査の対象が少ない質的研究では当然生じる疑問であり，指摘される問題点である。

しかし，質的研究への必要性が広く認められるようになった理由の1つは，人間を対象とした研究が蓄積されればされるほど，人が多くの要素が絡み合った複雑な環境で生きていることが明らかにされてきたため，実験室での実験材料のように生活や生存の条件を同じくする対象者を数多く見いだすことが難しいことがわかってきたことにある。質的研究では，データの数ではなく，その内容で評価されるべきである。

そして，データの代表性は，そのデータによってデータの背景にある**何**を明らかにしようとしているかが厳密に検討されることによって確保できるのであり，データの**数**ではないとするのが質的研究である。

【文化人類学を参照すると①】

これまでも述べたように，文化人類学では少数の人びとの集団を調査研究の対象とすることが多かった。その理由はいくつかあるが，最も基本的な理由は，**人間の生存の多様なありよう**を知るためである。外部との接触が少なく自給自足的な生活を維持している人びとにはそれ独特の社会的制度慣習や文化があり，独自の環境への適応のシステムが発達していると想定されるからである。経済だけでなく社会と文化のグローバル化が急速に進み地球規模で生存のあり方の多様性が失われつつある現在，比較的孤立した集団の生存を総体的に知るための調査は一層急がれる。

ただし，文化人類学で人間の生存のありようの多様性を可能な限り集めようとするのは，珍しい蝶の標本を作製するような目的ではない。最終の目的は，人間の生存の多様性と普遍性についてのデータを可能な限り集めることである。「人間とは何か」を明らかにするための過程として，「人間」としての普遍性を備えながら，その具体的な生き方は真に多様である。**普遍性**と**多様性**とを明らかにすることは，「人間とはどのような存在か」を

明らかにするうえで車の両輪のような働きをしている。

　次に示すのは，人口の少なさが何らの問題にもならず，独自性の中に人間の生存のありようの普遍性を示すとして広く了解された事例である。

　1960年代，南米コロンビアとブラジルとの国境に広がる密林地帯に住む人口わずか2千人のデサナとよばれる人びととの詳細なエスノグラフィーが発表された際，文化人類学者だけではなく，環境や資源との問題に関わる多領域の研究者や活動家たちに衝撃を，そして多くの示唆を与えた。それは，世界中の人間の今後の生き方を選択するうえでの，生存システムの1つの完成されたかたちを示していたからである。また，当時盛んになりつつあったエコロジー運動の理論的背景にもなりうるものであった。個人の生き甲斐や価値観，家族と集団全体の持続性，資源の持続可能性，人間を取り囲むあらゆる環境＊を取り込んだ壮大な物語としてデサナの人びとが認識している内容は，人間の「文化」とは何か，人間は東アフリカで誕生して以来20万年間どのように環境に適応し地球上の広い地域に定住し存続することが可能であったのかを知る重要なヒントを与えるものであった。さらには，人間が今後も生存し続けるためには，自分たちが日々の生活のために行なっている行動を認識すること，さらには明確な世界観が必要であることを示したと了解されたのである。

＊　デサナの人びとの考える世界全体

【文化人類学を参照すると②】

　文化人類学が開発し，今では人文社会科学で広く採用されている方法に「ライフヒストリー」とよばれる方法がある。初期の頃は，文字を持たないため文字で記録する技術のない社会の歴史を知る方法として，伝承だけではなく，高齢者たちからその人生における出来事を詳細に語ってもらい，およその年齢から換算して，その地域にいつ頃どのような出来事や変化が起きていたかをデータとして集めた。ライフヒストリーの方法はその後さまざまな発展と応用をみているが，ライフヒストリーの「データとしての代表性」が疑問視されることは少ない。

> **事例**
>
> 以上の記述に対応する，看護研究を行なううえでの例を示す。
> 「成人のアトピー性皮膚疾患患者の看護支援の開発」を研究テーマにした場合，年齢，性別，症状とその経過を条件として，さまざまな条件の患者複数を研究協力者として依頼しインタビュー，またアンケート調査に応じても

らう方法がある。一方，たった1人の患者のインタビューによって得られたデータを元にして研究を進めることもできる。

ある患者X氏は，幼児のときにアトピー性皮膚疾患を発症した。10歳代になってほとんど完治したが，20歳代になって再び発症し，いくつもの診療科やクリニックで治療を受けたが完治するどころか重症化し，離職し家に引きこもる状態にまでになった。交際していた女性とも別れることになり，30歳代になった現在，時には生きていく希望さえ失い，ただ治療に専念するだけの毎日を過ごしている。

Aさんは，アトピー性皮膚疾患の専門クリニックで看護師として働きながら社会人学生として大学院で修士論文を作成している。多くの患者と日々接する中で，アトピー性皮膚疾患に向き合う患者の生活を知ることが看護支援においては重要だと考えた。X氏とのインタビューの結果から，アトピー性皮膚炎と言っても，幼児，少年や少女期，成人，特に結婚適齢期の青年期のどの時期に発症したか，また，重症化したかが，病気との向き合い方に影響していることが明らかになった。さらに，X氏が詳細な治療記録をもっていることもわかった。幼児のときには母親が，成人後は本人が薬の内容から医師の説明や指示，そして自分の症状の変化まで記録していた。そのことから，大学で受けた看護教育や看護師として働く中で，治療の内容が，薬剤も含めて変化していることは知っていたが，約30年間にX氏という1人の患者においてこれほどまで治療内容の変化があったことに改めて驚いた。

Aさんは，研究内容を充実させるために，アトピー性皮膚疾患に関する学会誌を，X氏の幼児期からのバックナンバーをそろえて読み，X氏の成長の過程とその時々の学会の治療指針，実際に受けた治療内容，その治療結果とを比較し，医療の変化と症状の推移，患者の幼児期から中年に至るまでのライフヒストリーの内容との照合，さらにはマスコミのアトピー性皮膚炎の報道の内容とその変化との照合を行ない，質的研究で論文を作成することにした。また，それに基づいて，幼児期，少年少女期，青年期それぞれのライフサイクルにある患者に応じた看護支援のあり方を議論することにしている。

この場合，取り上げる事例は1件のみである。しかし，個人が残した詳細な記録を，医療の変化，マスコミ報道やマスメディアのアトピー性皮膚疾患についての解説などと総合的にみていくことによって，アトピー性皮膚疾患に苦しむ患者を取り囲む環境全体を描くことができ，その結果，幼児期，少年・少女期，青年期，成人期それぞれの時期に発症した患者への看護支援を向上させることができる。

STEP 3 質的研究を進めるための対応と対策

　これまで述べてきたように，質的研究の重要性と必要性は広く認められている一方で評価が定まらないのは，人間の行動を研究するうえで避けて通れない**研究対象の不確定さについての認識**が，研究を進める側にもそれを評価する側にも薄いことによる。また，どの研究分野で質的研究を行なうかが研究の評価の高さ低さに関わってくる。質的研究そのものである文化人類学では問題視されることがなくても，ある研究分野では実証主義に基づいた実験科学が主流であれば，質的研究のもつ不確定さは，研究の質の低さだとみなされかねない。

　以下では，これまで述べた内容と連動させるかたちで，質的研究に着手するに当たっての，さらに質的研究への批判が向けられたときの対応とより高い評価を得るための対策について述べる。

1 自分がもっている「問い」を徹底して検討する

　「健康生成論」という，今後ますます重要で有用となる概念を1979年に示した医療社会学者のアントノフスキー（Aaron Antonovsky）[*1]は，「すべての科学がそうであるように，問いはいつもその解答よりも重要である」「（しかし，）もういちど言うが，重要なのは問いなのである」と述べている[*2]。

　そもそも彼が「健康生成論」という概念を打ち出したのは，彼が調査したユダヤ人強制収容所で過酷な経験をした更年期女性の7割において身体的健康度が不良であり，比較対象であるそうした経験を持たない女性の5割が不良であるという結果について「過酷な経験にもかかわらず，3割もの人が精神的身体的健康を保持しているのはなぜか」という問いを抱いたことから始まった。過酷な経験をしていない人の5割が健康不良であるのに対して，経験をもっている人の7割が健康不良であることは「過酷な経験が何十年経っても影響している」という当然予想される事実の追認ではなく，「3割もの健康な女性がいるのはなぜか」と問いを発したことが，今日多くの人びとにとって有用な「健康生成論」という概念の恩恵をもたらすことになったことを考えると，「何を問うのか」ということがいかに重要であるかがわかる。

[*1] 米国の医療社会学者であり，1960年にイスラエルに移住した。その地での調査研究から人が緊張状態に陥ったときそれを処理する要因の研究を行ない，「健康生成モデル」を初め，健康科学の研究に有効な概念や仮説を打ち出した

[*2] アーロン・アントノフスキー（1987），山崎喜比古・吉井清子監訳：健康の謎を解く―ストレス対処と健康保持のメカニズム，有信堂高文社，2001，p17，p.18

健康人類学を専門とするキーファー（Christie W. Kiefer）は別の表現で次のように言う。

「良い研究はつねに知ろうとする欲求を正確に表現するところからはじまる（ことを強調している）。何を知ろうとするのかが不明瞭であれば，探求もぎこちなくなるし，結果も不明瞭なものとなるだろう。」

（キーファー，クリスティ・W：前掲書，p.37）

そこで，問いを発するに際しての手順を次のように示す。

2 研究テーマとなる「問い」の内容の精査

- この問いかけは自分がこれまで研究を続ける中のどこから生じたのか
- 先行研究に，こうした問いや解答についての記述はないか
- この問いに解答が見いだせれば，それは次の段階として何が明らかにできるか
- この問いは有用か

キーファーは，実証主義の認識を強固に受け入れていて実験科学に強い共感を抱く専門家たちに質的研究の内容を証明するには有用性を証明することが重要だという

（キーファー，クリスティ・W：前掲書，pp.265-275，特にpp.270-272）

- （最後に）この問いは研究テーマとして発展させることができるほどの内容をもつものか

こうした精査を行なったうえで，問いをテーマにまで発展させる。

3 「問い」に対する解答をどのように示すか，その道筋の確認

この行為は一般に「研究計画を立てる」とされる段階である。質的研究に対しての疑問や厳格な基準との参照（ただし，審査を行なう側が基準の項目は挙げていても基準の内容まで具体的に示していないことも多い）を視野に入れた場合，漫然と研究計画を立てることはできない。

基準をクリアするために，また予想される批判への対応を考えたうえで，蒐集可能なデータを計算する必要がある。さらには予想どおりの分析

結果が得られない場合，次の策として，**得られたデータによって，最初の問いをアレンジできるかどうかを検討**しておくことも必要になってくる。

- 問いに対しての解答は何を材料とするのか（示すことになる具体的なデータについて考える）
- 材料（データ）の収集方法について具体的に考える。いつ，どこでどのように行なうか
- データ収集の可能性について検討する（研究に当てることのできる時間と労力を勘案し，**最低限必要なデータ，一方で理想とする最大限のデータを収集する場合を計算**しなければならない）
- 予備的調査を行なう

　文化人類学の研究では**予備調査（パイロット・サーヴェイ）**が重要である。宿泊や食糧調達など調査地の受け入れ状況を調べる，ラポールができる可能性がありそうな数人の人とあらかじめ面談しておく，特別な出来事が最近起きていないかどうか，人びととの間に特に緊張や紛争関係がないかどうかなどを知っておく必要がある。病院施設での調査を計画するなら，組織の変革や他の施設との合併や建物の移設計画がないかどうか，最近医療過誤などのトラブルがなかったかなどの全体状況を調べておく。

　こうした予備調査は限られた時間と労力の中で研究を続ける人にとっては無駄のように思われるかもしれないが，人間の行動を対象とする質的研究では，常に予測できない要因によって研究は影響を受けることを考えると，むしろ，効率的に研究を進めるために必要で重要である。

　研究対象が人である限り，**予定どおりにデータが収集できないことは計画を立てるときに織り込み済みでなければならない**。常に「次の一手」を考えておくのが質的研究を行なううえで重要である。

【文化人類学を参照すると】
　文化人類学の調査で，貴重なデータとなることが確実なある祭礼の観察を計画し，あらかじめ調査地を訪れて許可を取っていたにもかかわらず，祭礼の前日にその地に到着すると，地域の境界から追い出されたり，宿泊場所に指定された家に監視者付きで閉じ込められ，一歩も外に出ることを許されないことが起きる。こうした状況で考えられる「次の一手」は，まず，何よりも約束どおりに観察を許してもらえなかった理由について，祭

礼の後人びとから情報収集することである。こうして集められた情報は地域の人びとの祭礼を施行する強い動機，外部にその情報をもたらすことから生じるであろう自分たちの不利益についての人びとの考えを明確にし，さらには，祭礼そのものがもつ信仰上の位置づけと人びとの信仰の全体構造まで明らかにしてくれる。もし，予定どおり，祭礼の観察を許可してもらえていたなら，見逃すか気づかない事柄に注目できたことは大きな調査上の収穫となる。

文化人類学の調査では「**転んでもただでは起きない**」ことがモットーとされている。

研究計画の段階で厳密な審査が行なわれる場合には，調査が計画どおり行なえない場合を考慮のうえ，余分な調査と思われる内容も計画書では提出しておく必要がある。

STEP 4 データ収集とその整理および分析

1 データの整理

質的研究では，すべてのデータがそろってから分析を始めるということは賢明なやり方ではない。文化人類学では，データの収集とその分析は同時並行に行なう。それは，大きな問いは最初に決められていても，現実の調査現場（それがコミュニティであっても医療現場であっても）において，しかも生活者である個人を対象とする調査であれば，常に思いがけない出来事やデータに出会うからである。

データは集まった順に整理しておかなければならないし，その整理内容は，新しいデータが出てくるたびに，組み替えられなければならない*。これは，何も文化人類学に限ったことではなく，特別な場合を除いて，質的研究全体に当てはまる。

そのつど行なわれるデータの分析の際には，「小さな問い」，「小さな仮説」あるいは「プレ仮説」とでもよべるような，それまでに集まったデータに基づいた問いを立てる。分析の進行具合やレベルによっては，「リ

* キーファー，クリスティ・W：前掲書，p.147に的確に述べられているので参照のこと

サーチ・クエスチョン」とよんでもよい。

　ただし，その場合には，常に最初の「大きな問い」に立ち戻ることが必要である。

- データの内容によって，整理するフォーマットは適切に工夫されなければならない。構造化された，あるいは半構造化されたインタビューかライフヒストリーの聞き取りか，参与観察か，保健所などに保存されている記録かによって，さまざまなデータが集まりがちな質的研究では，フォーマットはいくつもの形式を使い分けるほうがよい
- フォーマットの形式に決まりはないが，質的研究のテキストには研究内容に応じたフォーマットを示しているものがあるので，参照する

　ただし，研究者自身にとっての使いやすさや，その時々の調査内容によって常に自分なりに工夫することが大切である。

- 適切なフォーマットに記されたデータは，次の段階である分析をより効率的なものにする

　そのつどに行なう分析内容は，どのデータを用いてのものか，また分析した日付を明記し，その後も続くことになる分析との照合がしやすいように表にしておくほうがよい。それによって，データの適切な収集のあり方が分析にいかに重要であるかが明らかになる。また，今後収集するべきデータに優先順位をつけることができるし，計画していた以外に必要なデータが何かということもわかってくる。

　また，そのつどのデータの分析は，何よりも**研究を続けることへの刺激と励まし**となる。

2　分析の方法と分析内容の説得性

　分析の方法が妥当であることを示すことができてはじめて，その分析結果が読者ないしは審査員に説得力をもつことができる。分析が妥当であることをどのように説明できるのか。研究者自身が理解し，納得するだけでは不十分である。他の分野の人に，あるいは研究者ではない実践家に納得してもらえるような説明ができるには，まず，研究者自身の**分析の仕方を相対化**してみる必要がある。主張を繰り返すだけでは，説得性は生まれない。

- 分析結果の内容は用いたデータの内容（図表）とともに示す

　データの数や種類が多い場合には，表で示したうえで，最も脈絡が捉えやすいと考えられるケースの詳細を具体的に示す。

　先に述べた，「小さな問い」とそれへの「小さな結論」から導きだされた「大きな問い」と「大きな結論」との関係を，記述だけではなく，図[*]によって示すなど工夫する。

　用いたデータと小さな結論，小さな結論群と大きな結論との関係については図とともにできるだけ詳しく，丁寧に記述する。

- 審査の場において，「それは思いつきではないか」という批判を浴びるのは，記述が「薄い」あるいは丁寧でない場合である。研究仲間に，研究全体でなくても，「その結論がどこからきているのかが推測できる」という評価がもらえるまで，分析と結論については記述を「厚く」することが肝要である。
- 収集し分析に用いたデータの種類と範囲を示すことは，データの内容と同等かあるいはそれ以上に説得性をもつことがある。なぜなら，それによって，質的研究にそれほど詳しくない研究者に対して，自分の視点と質的研究の特徴を端的に示すことができるからである。

＊　第5章，p.89に示した図4を参照のこと

◆　　◆　　◆

　専門領域が異なり採用している方法が異なっても，研究目的が明確に示されその目的達成の道筋と手順が丁寧に示されたなら，そして，十分に検討された結果「読者が読み通すうえでストレスを感じない」ような表現を用いて議論するなら，新しい事実や視点を発見するための営為である「研究」成果を適切かつ正当に評価しない研究者はいない。

文献解題―質的研究者のためのブックガイド

　本書の記述内容の理解を深めてもらう目的で選択した文献の解題（内容解説）である。

　ここで選んだ文献以外に数多くの優れた参考文献があることを特記しておきたい。なお，文献の掲載順序は参考文献としての重要性を示すものではない。

質的研究に関する文献解題

　ここでは，質的研究を全般的に論じた文献を取り上げている。

＊フリック, U. (2007) 著，小田博志監訳：新版質的研究入門―〈人間の科学〉のための方法論，春秋社，2011.

　監訳者の小田博志が前書きで記しているように，質的入門書として最も網羅的でスタンダードなテキストである。しかし，入門書とはいえ，新版は670ページという大部なものであり全くの初学者向きというより，既に質的研究を始めていて，研究の途中で改めて質的研究について自分の知識をより確かなものにしたい場合のテキストである。時には読み通すことに困難を感じるかもしれないが，そのときには，関心のあるところ，ぜひ確認しておきたいと思う章を最初に読むこともできる。第33章「質的研究の最先端と未来」および監訳者による巻末の解説と用語集は他のテキストを読むときにも役立つ。

　なお旧版の『質的研究入門』は，本書に比べるとページ数は少なく，またいくつかの項目が欠けているものの，新版に劣らない充実した内容を含んでいる。

＊デンジン, N.K., リンカン, Y.S. (2000) 編，平山満義監訳：質的研究ハンドブック，全3巻，北大路書房，2006.

　2016年現在，日本語で出版されている質的研究のテキストの中で最も大部で多岐にわたる議論を含む出版物である。執筆者は人文科学，社会科学のほぼ全域をカバーしている。各論文は具体的な研究方法を論じているものあるが，質的研究そのものについてこれまで議論されてきた問題をさ

まざまな角度から取り上げた論文が多数含まれている。

第1巻のサブタイトルは「質的研究のパラダイムと眺望」，第2巻「質的研究の設計と戦略」，第3巻「質的研究資料の収集と解釈」となっているが，中の論文は必ずしもサブタイトルにくくられるものではない。このハンドブックを手掛かりに質的研究を進めようとする人は，3巻全部の中から，目次の論文タイトルだけではなく巻末の事項索引を手掛かりに関連する論文をさがすことを勧める。また，原著は1冊の本であったものを3巻に分割したことから，序文と序章は3つの巻のいずれにも掲載されている。

したがって，本書は質的研究を始めたばかりの人向けというより，自分のこれまでの質的研究をさらに進めたい，あるいは，質的研究そのものを研究したいと考える人には適した文献である。

*ホロウェイ, I., ウィーラー, S. (1996) 著，野口美和子監訳：ナースのための質的研究入門―研究方法から論文作成まで，医学書院，2000.

看護学の研究者だけではなく，質的研究に初めて接するどの分野の人にも適した入門書である。過不足なく，必要な問題と項目を取り上げ紹介し，理解を容易にするための工夫が十分になされている。看護学以外の分野の人には，紹介されている事例が看護分野に偏っているという印象を持たれるかもしれない。しかし，本書の中の事例を自分が専攻する分野で取り上げてみたいと考えるケースに置き換えて読むことによって，質的研究の具体的方法を理解することができる。

原書の初版が1996年であることから，その後急速に進んだ質的研究の議論が反映されてない点もあり，もう少し質的研究について理解を深めたいと考える人は，本書と同じ項目を上記のフリックの著書での内容と読み比べることを勧める。

*レイニンガー, M.M. (1985) 編，近藤潤子・伊藤和弘監訳：看護における質的研究，医学書院，1997.

看護人類学という分野を開拓し「文化ケア」を創唱したレイニンガー (Madelein M. Leininger) の編著によるものである。看護における質的研究があまり知られていない時期に原著は刊行されたことから，看護研究における質的研究の重要性とその方法ついて丁寧に述べられている。具体的な研究方法はその後の質的研究の発展の中でより洗練されてきたため，本

書で示されている内容はやや時代遅れの感があるが，看護学領域における質的研究の重要性とその発生の背景を詳しく知っておくことは，自分が質的研究を目指す理由を改めて確かめるうえでは参考になる。

　本書の原著は上掲書より10年も前に刊行されているが，看護学分野で質的研究を行ないたいと考える人は，むしろホロウェイとウィーラーによる上掲書を読んだうえで本書を読めば，看護学における質的研究の位置づけをより深く理解できるだろう。

＊波平恵美子，小田博志：質的研究の方法—いのちの〈現場〉を読みとく，春秋社，2010．

　質的研究に多くの理論と方法を提供してきた文化人類学の立場からの，質的研究の方法についての対話形式による解説書である。現地調査によって集めたデータからどのように文脈を見つけていくのか，仮説を立てることの重要性，演繹法でも帰納法でもなく第3の理論としてのアブダクション（仮説生成法）が質的研究では有効であること，現地調査での個人的経験を研究に生かす方法など，質的研究を行なうと直面することになる多くの問題を，対話形式で述べている。現地調査を行なおうとする人，質的研究そのものに関心のある人，そして質的研究で論文を書こうとする人が自分の思考を一歩ずつ確かめ進めるうえである種の示唆を与える文献である。

　対話形式というあまり一般的でない方法で記述されているが，それは，述べられた内容を聞き手の側が確認し，または問い直し，それに対して初めの語り手が語り直すことによって，本来ならわかりにくい内容を読者が反芻しながら理解していくことを目指しているからである。

質的研究と現象学との関わりに関する文献解題

　ここでは，本書『質的研究 Step by Step』で述べている現象学と質的研究との関係についての内容に限定し，その理解を進めるうえで手助けとなる文献を取り上げている。現象学と質的研究については，上記項目の質的研究に関する文献の中でも多く言及されているので，巻末の索引によって現象学についての解説部分を探し併せて読むことを勧める。

＊山口一郎：（改訂版）現象学ことはじめ—日常に目覚めること，日本評論社，2012．

長年ドイツで哲学を学び，また哲学の教育に当たってきた著者による現象学の入門書である。よく考え抜かれた事例によって，現象学的思考の特徴と本質を示している。第1章の「数えること」から第10章の「文化の違いを生きること」まで，いずれの章も現象学的思考への入り口がよく示されている。

　以下で紹介する2点の文献の前に読むことを勧める。

＊ベナー, P. (1994) 編，相良・ローゼンマイヤー・みはる監訳：ベナー解釈的現象学——健康と病気における身体性・ケアリング・倫理，医歯薬出版，2006.

　看護論で著名なベナー（Patricia Benner）の編集による論文集であり，看護学の分野で現象学による質的研究を行なう場合には必読の入門書である。なお，ベナーが依拠している現象学については，後で挙げている『人間科学におけるエヴィデンスとは何か』で述べられているので参照されたい。

　本書の特徴は，第2部において看護学や医療人類学の研究者および大学院生による研究事例が豊富に示されていることである。看護学の分野で質的研究を始めようとする人は，これらの研究から示唆を得て，自らの研究のテーマを考えることもできる。

＊小林隆児，西 研編著：人間科学におけるエヴィデンスとは何か——現象学と実践をつなぐ，新曜社，2015.

　2人の編著者と3人の著者による現象学についての解説書である。しかし一般的な解説書ではなく，表題に示されているように実践，それも人を支援する実践に役立つような人間科学（看護，介護，医療，教育といった分野）において現象学が適応できる根拠を，哲学や心理学を専門とする5人の著者がさまざまな角度からまた，さまざまな表現で繰り返し述べている。

　その中心となる切り口の1つが，人間科学におけるエヴィデンスとは何か，それは自然科学におけるエヴィデンスとはどのように異なるのかについてであり，2つには，フッサールにおける「本質観取」である。学位論文の冒頭で質的研究を採用する理由を記す場合に参考にできる記述が各所にある。学位論文を書く前と書き終えた後，論文審査に備えての再読を勧める。

　なお，竹田青嗣による「第1章：人文科学の本質学的展開」は短い論文

であるが，現象学さらには人文科学における19世紀以来今日に至るまでの発展と混乱についてわかりやすく解説されていて，現在の質的研究の位置づけを理解するうえで参考となる。

＊木本 元，野家啓一，村田純一，鷲田清一編：現象学事典，弘文堂，2014.

　質的研究では，著者がそれとは気づかずに，現象学の概念や用語を使って論じていることが多い。質的研究全体に及ぼした現象学哲学の影響の大きさを示すものであるが，初学者は理解できなかったり混乱させられたりする。本書は事典ではあるが，項目ごとの記述が丁寧であり，理解できない，あるいは一般的な用語とは違うらしい言葉遣いに出会った場合には本書を参照することを勧める。

　例えば，上で紹介したベナー編の論文集にはハイデガー（Martin Heidegger）の「明るみ」「明るくする」という用語（概念）が出てくるが，その概念についての説明（pp.64-65）だけでは読者は理解できないかもしれない。その場合には本書の「明るみ」の項目とそれに関連する「隠蔽性」「非隠蔽性」を読むことによって理解を進めることができる。

エスノグラフィーに関する文献解題

　ここではエスノグラフィーという方法及びその基本となるフィールドワークだけに限定し，研究成果としてのエスノグラフィーそのものは取り上げていない。なお，上掲の質的研究に関する文献でもエスノグラフィーについては，各所で述べられている。

＊小田博志：エスノグラフィー入門─〈現場〉を質的研究する，春秋社，2010.

　学生だけではなくビジネスマンや行政に携わる人々など幅広い読者を対象にして書かれた入門書である。エスノグラフィー作成に先立つ調査から，データの分析方法，論文の構成と文章化に至るまで，エスノグラフィーを作成するうえで習得しなければならないことが段階を追って丁寧に示されている。

　質的研究で最も重要な「文脈」を読み取る力，理解する力についての説明は特に注意して読んでおきたい。例えば，「多くの研究方法では【対象

を文脈から抜き出す】のに対して，エスノグラフィーの場合は【対象を元の文脈に位置づける】という逆の方向をとります。」「文脈とは，ある言葉にとって【環境】のようなものです。」(p.16) など，質的研究における「文脈」というものを理解するうえで適切な説明がなされている。また，多くのテキストが無視するか十分な説明を避けている「概念」について1つの章を割いて述べるなど，取りつきやすさの中にも理論的理解を深めるうえでの配慮がなされているのもこの本の特徴である。

ただし，広い読者を対象にしているためか，コラム数が多いだけでなく取り上げられている分野があまりに多様で，初学者にとっては，それがかえって本筋を見えづらくする原因となっているかもしれない。まず本論を読み通し，二度目か三度目にコラムを読むほうが良いだろう。

＊松田素二，川田牧人編著：エスノグラフィー・ガイドブック―現代世界を複眼でみる，嵯峨野書院，2002.

本書で取り上げられている103点のほとんどが文化人類学分野でのエスノグラフィーであり，それを，「エスノグラフィーの新たな風―文化人類学の新世紀」(16点)・「知的遺産としてのエスノグラフィー」(16点)・「現代世界をエスノグラフィーする」(71点)」の3部に分けて紹介したガイドブックである。

編著者が「はじめに」と「あとがき」とで述べているように単なるエスノグラフィーの紹介本ではなく，各エスノグラフィーの紹介者もまた文化人類学研究者であり，自身もエスノグラフィーを作成していることから，紹介者自身の主観的な読みや問題意識が反映されている。ここで紹介されているものは日本語で書かれたか翻訳されたものであるという制限があり，これ以外に無数の優れたエスノグラフィーがあることを承知していても，優れたガイドブックであると言える。

ちなみに，筆者がコラム「エスノグラフィー的体験」(p.11) で言及した『マリノフスキー日記』についても青木恵理子の紹介文は，エスノグラフィーを作成するということが極めて深くて重い意味を持つ営みであることを示している。

どのエスノグラフィーを読むかは，このガイドブックの内容を読んで自分で選ぶのが最も良いのだが，本書『質的研究Step by Step』第2版の内容に近いものから数点を挙げると，西川麦子：ある近代産婆の物語―能

登・竹島みいの語りより，桂書房，1997. 菅原和孝：語る身体の民族誌―ブッシュマンの生活世界〈1〉，京都大学学術出版会，1998. 河合香吏：野の医療―牧畜民チャムスの身体世界，東京大学出版会，1998. 長島信弘：死と病いの民族誌―ケニア・テソ族の災因論，岩波書店，1987などであろう。

なお，本書で紹介されているエスノグラフィーを読むにあたって小松和彦他編：文化人類学文献事典，弘文堂，2004も参照することを勧める。

＊エマーソン，R.，フレッツ，R.，ショウ，L.（1995）著，佐藤郁也，好井裕明，山田富秋訳：方法としてのフィールドノート―現地取材から物語作成まで，新曜社，1998.

原題は『エスノグラフィーにおけるフィールドノートを書くこと』であるが，エスノグラフィーを書くためにはどのようにフィールドノートを作成すればよいかというハウツーを示した本ではない。むしろ，フィールドノートを書くことを具体的に示すことを通して，「エスノグラフィーとは何か」を総合的に論じている。フィールド調査での研究者（あるいは学生）の具体的な状況とその作業から始まり，フィールドノートに記されたデータの処理方法，観察した出来事や聞き取った語りの社会的状況の中での意味の理解のしかた，さらには，フィールドノートに反映される研究者（調査者）自身の思い込みなど，およそ，エスノグラフィーを作成するうえで考えられるさまざまな項目が含まれている。調査することとその記録をとること，さらにその記録を整理し，1つのまとまりをもったエスノグラフィーを書くことがどれほど複雑でまた興味深い営みであるかを余すことなく示してくれる。

なお，この本の特徴は，著者たち（社会学者と民俗学者）が行なった学生へのフィールドワーク教育での実践に基づいているところにあり，事例として記されているフィールドノートとその研究テーマはいずれも興味深いものである。

＊佐藤郁哉：フィールドワーク―書を持って街へ出よう（増訂版），新曜社，2006.

最初の版は1992年，4半世紀近く前に書かれたテキストであるが，現在もフィールドワークについての文献の中で最も広く読まれていると考えら

れる。「フィールドワークとは何か？」から始まり，その論理，実践の方法，データの処理の仕方に至るまで，読みやすく手軽でありながら，フィールドワークについての知識が過不足なく述べられていて，調査の対象や研究分野，研究テーマの違いにかかわらず，フィールドワークを行なおうとする場合の必読文献である。

＊箕浦康子編著：フィールドワークの技法と実際Ⅱ─分析・解釈編，ミネルヴァ書房，2009.

　同じ編著者による1999年刊の『フィールドワークの技法と実際─マイクロ・エスノグラフィー入門』（ミネルヴァ書房）に続くテキストであり，長年多くの学生が用いている先書を補足しかつレベルアップしたテキストである。エスノグラフィーとフィールドワークについての理論を解説した箕浦による第Ⅰ部と，11人の著者による具体的なフィールドワーク実践の方法，その結果としてのエスノグラフィーを示す第Ⅱ部からなる。1999年刊の先書と並んで，エスノグラフィー作成のための必読本である。

　なお，第9章の谷口明子による「膨大な記述の整理と分析ツールとしてのPCソフト」は，データ整理だけではなく分析の入り口やヒントを示す手段としてのソフトの具体的な使い方を示している。本書『質的研究Step by Step』第2版の中のコンピュータによる処理方法についての記述（pp.39-40）の補足として参照してもらいたい。

口頭資料に関する文献解題

　ここでは質的研究における口頭資料による研究の中で，医療との関わりをもつものに限り取り上げている。ほとんどは本書の本文で述べることの少なかった「病とナラティヴ」についての文献であり，本文の補足として読んでいただきたい。ただし，最後の『コミュニケーションと身体』は言葉によって身体を語ること，そして，その語りを聞くというのはどういうことなのか，その意味を広い視野で考えるための参考文献として取り上げている。

＊江口重幸，斎藤清二，野村直樹編：ナラティヴと医療，金剛出版，2006.

　本書は精神科医であり医療人類学者でもある江口，内科医でありナラ

ティヴ・ベイスド・メディスンについての研究者である斎藤，文化人類学者の野村の3人の編著による論文集である。野村による「ナラティヴとは何か」では'ナラティヴ'という現在では広く使われている用語について改めて確認し整理し，また，新たな視点から論じており，'ナラティヴ'を方法として採用してきた研究者にも新たな気づきを誘う重要な論文である。

江口の「臨床現場における物語と声」は豊かな臨床経験と心理学や医療人類学の文献からの考察を通して，'ナラティヴ'が当事者の語りを通して当事者の内的世界を描き出すとする，広く受け入れられている前提に疑問を呈する。言葉に対する「声」という表現によって，過剰なまで自分についての言葉を発する人々と自分についての言葉を持たないあるいはそれを否定するありかたを対照することで，'ナラティヴ'とは何かを再考する。

斎藤の「医療におけるナラティヴの展望」では，'ナラティヴ'とは複数の次元を持つ総合的なアプローチだ（p.245）としたうえで，医療におけるナラティヴ・アプローチにおける「物語」について注目される議論を展開している。その1つが，医療における「診断—治療」において「診断病名とは1つの構成された物語ではないか？」「診断—治療という医療実践そのものは，決して医療におけるナラティヴから独立したものではない」（p.257）「〈患者の病の物語〉と〈医療者の疾患の物語〉という，複数のナラティヴを擦り合わせる場として，医療現場が再定義される」（p.258）という議論である。

さらには，物語に拘束され自由を奪われる状況とそこから解放される状況について述べ，「物語性」と「物語的現実性」との区別を主張する。また，ナラティヴは対話の構造であると同時にそこで交わされる内容でもあり，「ナラティヴは相互変容の容器である」（p.263）であるという。

収められているすべての論文がいずれも刺激的であり，発刊から10年たった現在でもナラティヴと医療における先端的な論考である。

＊クラインマン, A. (1988) 著，江口重幸，五木田 紳，上野豪志訳：病いの語り—慢性の病いをめぐる臨床人類学，誠信書房，1996.

精神科医であり医療人類学者であるクラインマン（Arthur Kleinman）による医療人類学の古典的であると同時に現在もなお最も重要なテキストの1つである。現在医療人類学の分野では常識になっている重要な概念やモデルについての記述から始まり，文化人類学が提供すると病いとそれへの対処についての豊富なエスノグラフィックなデータを基に，また著者自

身による異なる文化における「病い(suffering)」についての調査と診療経験を基に，後に多くの医療人類学者が学ぶことになる示唆に満ちた文献である。

注目するべきは，なぜ「病いの語りを研究することが重要であるか」ということを医療人類学の理論と考察を提示しつつ繰り返し論じていることである。その理由は，患者の病いの経験(suffering)に対応するより良い医療を行なうためという理由を超えて，身体，精神，感情，感覚としてとらえられる人間の存在と病いとの関係を描き出すうえで欠くことのできない方法であることだとする。

上で紹介した江口重幸らによる編著の論文集も次のグッド(Byron J. Good)の著作も，本書の基本的論議を踏まえ発展させたものである。なお，第1章の「症状と傷害の意味」には後で紹介する『コミュニケーションとしての身体』に通じる議論を各所に見いだすことができる。

＊グッド, B.J. (1994) 著，江口重幸，五木田 紳，下地明友，大月康義，三脇康生訳：医療・合理性・経験―バイロン・グッドの医療人類学講義，誠信書房，2001.

本書は文化人類学を背景とする医療人類学者による論文集である。人類学において権威あるものとして広く認められている米国ロチェスター大学のルイス・ヘンリー・モーガン記念講義での著者の講義内容にさらに加筆されたいくつかの章を基に編集された医療人類学の論文集である。その内容は豊かであり医療人類学を志す人にとっては，上掲書を含むクラインマンの文献と同様，多くの示唆と学びに満ちたものである。

その中で，現在「病の語り」の研究において古典的ともいうべき重要な役割を果たしているのが第5章「身体・病の経験・生活世界―慢性の痛みの現象学的記述」と第6章「病の物語的再現＝表象」である。第5章の冒頭から重要な記述，例えば，「疾患を有する身体はしたがって単なる知識や知の対象ではないし，心理状態における表象や医学研究の対象でもない。それは同時に障害をこうむっている経験の主体(agent)なのである。」

「病は生きられた身体(the lived body)に存在していた。それは生活世界(life world)における変化として経験されたのだった。」(p.200)

その前提に立って，著者は病の物語の研究のあり方について注目するべき重要なことを述べている。例えば，彼の研究室で聞き取られた慢性疼痛患者の語りでは対話的で間主観的な性質についての理解が含まれておらず

ストーリーがそれ本来の生命を保つとはいいがたく，一方，トルコの家庭での語りは直接的かつ明白な仕方で間主観的であり，対話的に構成されたものという違いを指摘する（pp.278-279）。また，「患い苦しむ人は，ストーリーの語り手というだけでなく，いくつかの重要な意味において，『読者』に似た者だということである。」（p.290）という。病の語りが個人の経験であると同時に文化的社会的に構成されることを示唆している。

　名実ともに，クラインマンの後継者として，クラインマンの議論をさらに発展させたり確認する論考が各所でみられる。

*健康と病いの語りディペックス・ジャパン編著：前立腺がんを生きる—体験者48人が語る，海鳴社，2013.

　「病いの語り」の研究の1つの方法を示す文献である。2001年に英国オックスフォード大学で開発されたDIPEx（Database of Individual Patient Experiences）の日本版であるDIPEx-Japanによるインターネット上のデータベースのうち，前立腺がんの患者48人の病の語りを書籍として刊行したものである。医学的基準で同じ疾病と診断されても病の経験は個人ごとに異なり，また医療人類学の成果が示すとおり，その経験はそれぞれの社会的文化的環境によって規定されることが大きい。

　DIPExによって開発されたインタビュー方法を研修によって習得したインタビュアーによって世界各地の数多くの疾病について，患者の「病い」としての経験を語ってもらった結果集積されたデータベースが，患者そして医療に関わる人々によってどのように利用され，何が明らかになるかについては，今後の課題である。

*菅原和孝，野村雅一編：コミュニケーションとしての身体，大修館書店，1996.

　本書を口頭資料に関する文献解題のリストに加えたのは，言葉によって身体を語ること，その語られた内容を分析し語り手の内面世界を明らかにするという'ナラティヴ'研究を相対化してみるためである。

　本書は『叢書　身体と文化』全3巻のうちの1巻であり，文化人類学，人類学，心理学の研究者によるものであるが，「人類学の主要な任務はわれわれが日常に対してもっている常識を覆す素材を提供すること」を実現した論文集である。10本の論文すべてが，長年にわたる調査結果から西

欧文化中心の，言語コミュニケーションを第1とする人間のコミュニケーション能力についての常識を次々と覆す。「身体のコミュニケーション」ではなく本書のタイトルが「コミュニケーションとしての身体」となっているのは，「コミュニケーション」の意味を問い直しつつ，人間はその身体によって社会的関係を結び生活世界の中に存在するという身体のもつ重層性を明らかにしている。

　「コミュニケーションとしての身体」を理解すればするほど，その身体が病むことがその人の生活世界をどれほど深刻に変えるものかについての理解を深めることができるという意味においても，本書は重要な役割をもっている。

索 引

(『 』の使われているものは書籍名を表す)

欧文

Antonovsky, Aaron　73, 114
Ariés, Philippe　109
Benner, Patricia　124
Crosby, Alfred　5
cultural anthropology　23
Denzin, Norman　2
DIPEx (Database of Individual Patient Experiences)　131
essai　101
essay　101
ethno-graphy/ethnography　22
ethno-logy　22
ethnomethodology　12
Flick, Uwe　3, 31
Garfinkel, Harold　12
Good, Byron J.　130
Hall, Stuart　13
Heidegger, Martin　3, 125
holistic　26
holistic study　25
Husserl, Edmund　3
ITの活用, データ整理における　40
Jenesick, Valerie J.　8
Kiefer, Christie W.　115
Kleinman, Arthur　129
Leininger, Madelein M.　123
Lévi-Strauss, Claude　60
Lincoln, Yvonna　2
Malinowski, Bronisław Kasper　24
MEDLINE　63
Murphy, Robert F.　46
native anthropologist　26
participant observation　31
people　22
positioning　33, 34
Stake, Robert E.　103
state　22
suffering　130
Tyler, Edward　23

あ行

後になって訂正することもまたデータ　42
アブダクション　123
危うさ, 「研究協力者」という呼称の　106
アリエス　109
『ある近代産婆の物語─能登・竹島みいの語りより』　126
ある情報が明かされないこともまた, 情報　107
アンケート調査　80
アンケートの回答内容　81
アントノフスキー　73, 77, 114
医学　7
　──と医療との関係　7
いじめや差別や排斥　28
位置取り
　──, 研究者に与える　33
　──, 研究者の　33, 34
一般可能性, 質的研究の　8
一夫多妻婚　10
遺伝子の「世界内存在性」　6
『医療・合理性・経験─バイロン・グッドの医療人類学講義』　130
医療化, 食行為の　58
インタビュイー　43
インタビュー　37
　──についての具体的指導　85
　──の種類　40
インタビュー資料　89
　──の整理　42
　──の分析　91
インタビュー調査
　──の目的　65
　──の留意点　65
「裏をとる」　52
エスノグラフィー　15
　──, 現代的な　25
　──, ビジネスの世界における　28
　──, 文化人類学における　22
　──の研究目的　30
　──の作成　12
　──の対象　46
　──の目的　24
　──の歴史　22

──は質的研究そのもの　21
『エスノグラフィー・ガイドブック─現代世界を複眼でみる』　126
エスノグラフィー的体験　11
『エスノグラフィー入門─〈現場〉を質的研究する』　125
エスノメソドロジー　12
エッセイ　101
大きな問い　118
小田博志　5, 27, 45
思い違い・記憶違いもまたデータである　42
終わりのない議論　11

か行

ガーフィンケル　12
解釈
　──の妥当性　11
　──の芽　37
『解釈的現象学─健康と病気における身体性・ケアリング・倫理』　124
概念の再構築　93
科学的実証主義　3, 7
学位論文での研究テーマの設定　14
重ね写し　53
仮説生成法　123
語り手の果たした役割　53
語りの解釈　41
『語る身体の民族誌─ブッシュマンの生活世界〈1〉』　127
カテゴライズ化　50
加藤敏　6
カルチュラル・スタディーズ　12
看護研究　15
観察　31
　──の方法　35
観察者の立場　31
患者の体験　29
関心
　──, 研究対象への　10
　──の出どころ　14
キーファー　115
聞き取り資料　53
期待したような結果　17
厳しい批評, 質的研究への　98
旧住民　75
教育関係研究　15
記録, 観察の　35
グッド　130

クラインマン　129
グラウンデッド・セオリー　12, 15, 100
クロスビー　5
ケガレ　110
結論, エスノグラフィー研究の　45
研究
　──にかかる費用　15
　──の新しい展開へのアドバイス　92
　──の実施上の留意点, 医療人類学での　62
　──の失敗, エスノグラフィーの　45
　──の世界　7
　──のハイブリッド化　13
　──を続けることへの刺激と励まし　1
研究協力者　15, 105, 107
　──との関係, 文化人類学での　107
研究参加者　105, 107
研究者
　──に与える位置取り　33
　──の位置取り　33, 34
　──の立場　32
研究者自身の偏見や差別感情　33
研究者自らの思想　9
研究成果を参照しあう　18
研究設問　17, 45
研究対象
　──の候補　10
　──の選択　56
　──の範囲　26
　──の不確定さ　114
研究調査の期間　26
研究テーマ　44
　──となる「問い」　115
　──に沿ったインタビュー調査と分析　89
　──の再検討　83
　──の設定, 学位論文での　14
研究テーマ設定の予備的検討　78
研究手順
　──, 医療人類学での　61
　──, 質的研究の　12
研究方法
　──, 本書での意味　13
　──の組み合わせ　13
研究目的の再確認　83
健康科学全体の中の質的研究　7
健康科学分野における質的研究の重要性と困難　7
健康生成　61
健康生成モデル　114
健康生成論　114

『健康の謎を解く―ストレス対処と健康保持のメカニズム』 114
現象学
　――，質的研究との関係　4
　――，生物学的研究隆興と　6
『現象学ことはじめ―日常に目覚めること』
　　　　　　　　　　　　　　　6, 11, 123
『現象学事典』　4, 125
現象学的解釈学　3
現象学的還元　4, 9, 14
現象学的立場と質的研究　4
現象学的哲学　4
現代　6, 7
現代的なエスノグラフィー　25
現地人の文化人類学者　26
現地調査　24, 31
構造化されたインタビュー　40
口頭資料
　――，質的研究で用いられる　47
　――　の種類　48
　――　の整理　51
　――　の内容評価　51
個性探求的な事例研究　103
国家　22
異なる文化における病い　130
『〈子供〉の誕生』　109
『コミュニケーションとしての身体』　131
コンテキスト　64
コンピュータソフト　40

さ行

再現性，質的研究の　8
作業仮説　17, 77
作表による推測，口頭資料分析　52
三位一体，心理測定の伝統における　8
暫定的な研究テーマの設定　61
暫定的な小さな結論　95
参与観察　16, 31, 35, 82
ジェンシック　8
ジェンダー研究　12
時間と労力，論文作成に使うことのできる　15
ジグソーパズルをイメージする　95
自然的態度　4, 14
思想としての質的研究　9
実証主義，実験科学に基礎をおく　98
実践知　74
質的研究　2, 12
　――，健康科学全体の中の　7

　――，現象学的立場と　4
　――，思想としての　9
　――，文化人類学の立場から　5
　――，量的研究との参照　18
　――　と「哲学」との関係　3
　――　と量的研究との関係　17
　――　のおかれる立場　7
　――　の面白さ　1, 108
　――　の源流ないし原型　27
　――　の重要性　108
　――　の重要性と困難，健康科学分野における　7
　――　の多様性　2
　――　の定義　3
　――　の特徴　11, 27, 57
　――　の必要性　108, 111
　――　の評価基準項目　104
　――　の方法　12
　――　の歴史　2
　――　への批判的評価　98
　――　を進めるための対策　114
　――　をめぐる環境　98
質的研究成果が理解されない　98
『質的研究の方法―いのちの〈現場〉を読みとく』
　　　　　　　　　　　　　　　　　　　123
『質的研究ハンドブック』　2, 121
質的思考　5
『質的統合法入門―考え方と手順』　40
「質的な調査設計の振り付け：メヌエット・即興・結晶化」　8
質問
　――　と回答内容との関係性，インタビュー調査での
　　　　　　　　　　　　　　　　　　　88
　――　の順序と内容，インタビュー調査の　66
質問項目
　――，インタビューの　42
　――　についての指導　86
　――　への回答予測　88
指導教員
　――　による励まし　84
　――　の難しさ，質的研究者の　98
『死と病いの民族誌―ケニア・テソ族の災因論』　127
自分自身，エスノグラフィーの対象　46
集合的な事例研究　104
収集資料の重要度　93
手段的な事例研究　103
「症例研究」，精神医学における　103
初学者の混乱，質的研究における　4
植民地化　23
資料整理，インタビュー結果の　90

審査の場での批判, 質的研究への　119
新住民　75
身体, 研究テーマとしての　42
『新版質的研究入門―〈人間の科学〉のための方法論』　121
信頼性, 質的研究の　8
随筆　101
スーパーインポーズ　53
ステイク　103
生活世界　6, 7
　――, 患者の　9
精神医学領域でのパラダイム転換期　6
生物学的研究隆興と現象学　6
「世界内存在性」, 遺伝子の　6
切片化　50
『前立腺がんを生きる―体験者48人が語る』　131
総合的研究　25
『叢書　身体と文化』　131
相対視, 自分自身の　10
「属性」　43

デンジン　2
「問い」に対する解答　115
当事者の語り　49
糖尿病, 研究事例としての　56
特定の民族　22
　―― についての報告書　22
トライアンギュレーション　13

な行

『ナースのための質的研究入門―研究方法から論文作成まで』　122
ナラティブ・インタビュー　41, 42
ナラティブ資料　47
『ナラティヴと医療』　128
ナラティブ分析　12, 15, 49
日本民族学会　23
『人間科学におけるエヴィデンスとは何か―現象学と実践をつなぐ』　124
ネイティヴ・アンソロポロジスト　26
『野の医療―牧畜民チャムスの身体世界』　127

た行

タイラー　23
竹田青嗣　124
妥当性, 質的研究の　8
他文化と自文化の区別　26
田村大　28
ダンロップ　94
地域研究　15
小さな問い　117
超越論的態度　9
ディペックス・ジャパン　131
データの貢献度　108
データの種類と範囲を示すこと　119
データの真正性　109
　―― が疑われる場合　110
データの信用性　106
　――, 文化人類学での　106
データの信頼性　109
データの整理　37, 117
　――, インタビュー調査の　67
　―― の共通ルール　38
データの代表性　102, 111
　―― の中の「核」　95
データ分析　94
　―― は緻密に　60
「哲学」との関係, 質的研究と　3
哲学のむずかしい議論, 質的研究との関係　3

は行

ハイデガー　3, 125
パイロット・サーヴェイ　116
「白紙状態での研究開始」は成立しない　78
博士論文　16
博士論文審査委員会　69
半構造化インタビュー　40, 48, 65, 81
ビジネス・エスノグラフィー　28
批判的評価, 質的研究への　98
費用, 研究にかかる　15
評価基準
　――, 論文審査の　15
評価基準項目, 質的研究の　104
フィールドノート　36, 38
フィールドワーク　24, 31
　―― は愚直に　60
『フィールドワーク―書を持って街へ出よう（増訂版）』　127
『フィールドワークの技法と実際―マイクロ・エスノグラフィー入門』　128
『フィールドワークの技法と実際II―分析・解釈編』　128
フッサール　3, 14
フリック　3, 31
プレ仮説　77, 117
「プレ仮説」の検討　80

文化
　——，タイラーの定義　23
　——の多様性　11
文化人類学　10, 21, 23, 64
　——と質的研究の関係　10
　——と社会学の教員を見分ける　11
　——におけるエスノグラフィー　22
　——の議論傾向　71
『文化人類学文献事典』　127
文献研究の重要性　96
文献調査　15
　——，研究テーマに即した　16
文献データの整理　16
分子生物学的研究の発展　6
文書記録との照合，口頭資料分析　53
文書資料の調査　82
文書調査　43
分析の仕方，研究者自身の　118
分析方法が妥当であること　118
文脈
　——と概念の関係　93
　——の発見　11, 94
　——の発見と検証　64
文脈理解　37
ベナー　124
『ベナー—解釈的現象学』　94
ヘルス・エスノグラフィー　29
『方法としてのフィールドノート—現地取材から物語作成まで』　127
ホール　13
保健師による研究　74
『ボディ・サイレント—病と傷害の人類学』　46
ホリスティック　26

ま行

マーフィー　46
マイクロエスノグラフィー　15, 25, 27
マリノフスキー　12, 24
自らの文化の相対化　11
民族学　22, 23
民族誌　22
民族誌学　22
無関心や排除，他者への　28
メッドライン　63
メンバーチェッキング　104
問題意識　14
　——，研究対象への　10
　——の明確化　61
問題点と対策，口頭資料分析　52

や行

『病いの語り—慢性の病いをめぐる臨床人類学』　129
山口一郎　11
予想していなかったデータ　30
予想どおりの結果　17
予断，研究者の　78
予備調査　16, 116

ら行

ライフヒストリー　112
ラポール　33, 116
リサーチ・クエスチョン　17, 117
量的研究，質的研究との参照　18
理論知　74
理論的発展，文化人類学の　23
理論展開は鮮やかに　60
リンカン　2
倫理的配慮　15
レイニンガー　122
レヴィ＝ストロース　60
歴史，質的研究の　2
論文作成に使うことのできる時間と労力　15
論文審査までの期間　14